高 血 压

Hypertension

（第2版）

注 意

牛津大学出版社对于本书中的药物剂量是否正确不做声明和评价。读者需随时将药物信息及其临床应用与生产厂家最新发布的信息、数据及最新的用药原则、安全规定进行核查。对于文中可能出现的误差及药物的滥用、误用，作者和出版社均不承担任何责任。此外，本书中推荐的药物及剂量仅适用于非哺乳期及未孕成人。

高 血 压

Hypertension

（第 2 版）

原　著　Sunil Nadar　　Gregory YH Lip
主　译　牛淑冬
副主译　赵红晔　齐晓娟　肖　宇
译　者　王　洋　王月飞　李　雪　孟凡谋
主　审　王　滨

北京大学医学出版社

GAOXUEYA（DI 2 BAN）
图书在版编目（CIP）数据

高血压：第2版/（阿曼）苏尼尔·纳达尔（Sunil Nadar），（英）格里高利·YH·利普（Gregory YH Lip）原著；牛淑冬主译. —北京：北京大学医学出版社，2019.1
书名原文：Hypertension，second edition
ISBN 978-7-5659-1940-4

Ⅰ.①高… Ⅱ.①苏… ②格… ③牛… Ⅲ.①高血压—诊疗 Ⅳ.①R544.1

中国版本图书馆CIP数据核字（2019）第000009号

北京市版权局著作权合同登记号：图字：01-2016-3655

Hypertension，Second Edition by Sunil Nadar，Gregory YH Lip
ISBN 9780198701972

高血压（第2版）

主　　译：牛淑冬
出版发行：北京大学医学出版社
地　　址：（100191）北京市海淀区学院路38号　北京大学医学部院内
电　　话：发行部 010-82802230；图书邮购 010-82802495
网　　址：http://www.pumpress.com.cn
E - mail：booksale@bjmu.edu.cn
印　　刷：北京瑞达方舟印务有限公司
经　　销：新华书店
策划编辑：高　瑾
责任编辑：马联华　**责任校对**：靳新强　**责任印制**：李　啸
开　　本：889mm×1194mm　1/32　**印张**：9.25　**字数**：230千字
版　　次：2019年1月第1版　2019年1月第1次印刷
书　　号：ISBN 978-7-5659-1940-4
定　　价：50.00元

译者前言

高血压是严重危害人类健康的常见心血管疾病之一，具有发病率高、致残率高的特点，且近年来其发病率居高不下，已成为全球范围内的重大公共卫生问题。调查显示，目前全球成人高血压发病率已超过 26%，我国 18 岁及以上成人高血压患病率为 25.2%，且呈逐年上升的趋势。同时，高血压又是心脑血管疾病最重要的危险因素。我国人群调查结果显示，50% 以上的心血管事件与高血压相关，其中，50% ～ 75% 的卒中和 40% ～ 50% 的心肌梗死与血压升高有关。高血压已成为导致我国人口死亡的最重要原因之一。

为了加强高血压的防治工作，改善高血压的治疗效果，有效降低心血管事件的发生率，国际高血压协会、欧洲高血压学会 / 欧洲心脏病学会、美国高血压协会等机构纷纷出台并不断更新适合本地区人群的高血压指南；中国卫生健康委员会疾病控制中心、中国心血管疾病中心、中国医师协会高血压专业委员会等机构先后颁布了《中国高血压防治指南》《中国高血压合理用药指南》《中国高血压患者教育指南》等重要指导性文件，对于提高高血压知晓率、治疗率、控制率，减少并发症的发生及降低心血管疾病的发病率和死亡率发挥了重要作用。

在高血压相关指南的制定过程中，设计良好的大型随机对照临床研究、横断面研究、队列研究、病因学与新药研究等研究的重要成果以及高质量的系统综述均为制定高血压预防、诊断及治疗措施的重要基础，各地区研究获得的突破性进展和先进的理念也有利于各种高血压指南的相互借鉴。例如，强调非药物治疗对高血压防治的作用，重视总体心血管疾病风险评估，以及根据心血管疾病风险分层制定高血压治疗方案、治疗高血压以最大限度地降低心血管发病和死亡总体风险为目标等原则，已成为目前所有高血压指南的共同思想。

鉴于上述现状，译者选择将本书翻译和推广的初衷，即希望尽可能客观、详尽地将近年来国际上重要的大型高血压研究成果、进展及各地区高血压指南的思想呈现给读者，作为一本较为全面、详实的参考资料，对我国临床工作者和科研工作者的日常工作有所助益。

本书共分为高血压的流行病学、发病机制及诊断，高血压的并发症，高血压的管理与治疗，以及特殊人群的高血压管理四个部分，分别阐述了高血压的流行病学、发病机制以及针对不同人群的检测指标、风险评估、药物治疗与联合用药等相关的最新研究进展，分析和比较了国际高血压协会、欧洲高血压学会 / 欧洲心脏病学会、美国高血压协会、英国高血压学会等所发布的指南的异同。全文的撰写均体现了作者以证据为依据的循证医学理念。文中回顾了大量重要的大型循证医学研究的研究方法和结论，论述严谨、客观、清晰，科学性强，信息量大，指导性强，方便临床医生通过分析相关的信息和指南做出临床决策。因此，本书既可作为高血压治疗日常必备的口袋书，也可作为科研工作者回顾高血压相关研究成果、了解研究方法和研究进展的参考资料。

在翻译过程中，稿件几经修改，以期尽量准确无误地表达原著的思想和内容，但限于译者的知识背景和能力，难免有疏漏之处，恳切希望读者和专家批评指正。

牛淑冬

2018 年 9 月

原著者名单

Mehmood Sadiq Butt, Consultant interventional cardiologist, University Hospital Wales, Cardiff, UK

Pravin Jha, South West Yorkshire Partnership NHS Foundation Trust, Mount Vernon Hospital, Barnsley S70 4DP

VJ Karthikeyan, Consultant, Interventional Cardiology, North Wales Cardiac Centre, Glan Clwyd Hospital, Rhyl, UK

Mohammad Khan, Speciality Doctor, South West Yorkshire Partnership NHS Foundation Trust, Mount Vernon Hospital, Barnsley S70 4DP

Gregory YH Lip, Professor of Cardiovascular Medicine, University of Birmingham, UK; Adjunct Professor of Cardiovascular Sciences, Thrombosis Research Unit, Aalborg University, Denmark; Visiting Professor of Haemostasis Thrombosis & Vascular Sciences, Aston University, Birmingham, UK; Visiting Professor of Cardiology, University of Belgrade, Serbia

Sunil Nadar, Senior Consultant Cardiologist, Sultan Qaboos University Hospital, Muscat, Oman

Rajesh Nambiar, Consultant cardiologist, Amarillo Heart Group, Amarillo, Texas, USA

Shankar BG Patil, Department of Cardiology, Leeds Teaching Hospital, Leeds, UK

Vasudevan A Raghavan, Chief Executive Officer, Cardio-metabolic Clinic & Research center; Medical Director, Heart & Hormonal Health Clinic, Round Rock, TX 78681

Kully Sandhu, Cardiology Specialist Registrar, Royal Stoke Hospital, University Hospitals of North Midlands NHS Trust

Muzahir H Tayebjee, Consultant Cardiologist, Leeds Teaching Hospital, Leeds, UK

Viji Samuel Thomson, Department of Cardiology, Christian Medical College and Hospital, Vellore, India

Shamil Yusuf, Consultant Cardiologist and Cardiac Electrophysiologist, Heart of England (NHS) Foundation Trust, Birmingham, UK

致　谢

感谢本书第 1 版的作者们：

Deepak Goyal

Timothy Watson

Ayush Khurana

Jaspal Taggar

Girish Dwivedi

Shridhar Dwivedi

John Kurien

你们在第 1 版著就的精彩章节和论述已融入了第 2 版。

目 录

第四部分　特殊人群的高血压管理

第一部分

高血压的流行病学、发病机制及诊断

第1章

高血压的流行病学

原著 Sunil Nadar

翻译 肖 宇

要点

- 高血压是导致心血管事件的常见高危因素。
- 诸多因素可以影响高血压的患病率和管理。
- 生活方式和遗传因素决定了高血压的发生和发展。
- 从公共健康角度看，加强筛查以及对患者的宣传教育在高血压的诊断、管理和预防中具有重要作用。

1.1 引言

高血压是一个全球性的疾病，除了一些居住在远离现代文明地区的原始居民（如生活在亚马逊河盆地的原住民）外，在其他人群中都很常见。因高血压致死的人数占世界成人总死亡人数的6%左右。报道称，2013年全球有约1亿人口可能患有高血压。有研究者认为，高血压在全球的发病比例尚不能确定，因为血压异常升高常常是无症状的。事实上，多数高血压患者的首次确诊是在发生心肌梗死（myocardial infarction，MI）或脑卒中而就诊时。因此，高血压常被称为“沉默的杀手”。然而，早期人们并不认为血压升高对健康是有害的。历史上，20世纪早期曾有“良性原发性高血压”的说法，反映了当时人们对高血压的认识。

1.2 历史回顾

关于血液循环和血压理论的形成及完善可以追溯至古希腊，希波克拉底和盖伦首次发现了动脉和静脉的存在。盖伦认为，动脉和静脉是不相通的，而且动脉和静脉中流动的血液都是从心脏流出再返回心脏。盖伦的学说一直沿用了 1 000 多年。

直到中世纪时期，这些学说才受到其他学者的挑战。研究人员开展了一系列动物实验，并由此奠定了现代心脏与循环系统的理论基础。1616 年，William Harvey 首次阐述了血流单方向循环的理论，并建设性地提出了毛细血管的存在。1733 年，英国牧师 Stephen Hales 成为史上第一个测量血压的人，尽管当时的测量对象为马。约 150 年后，Ritter von Basch 发明了非创伤性测量人类血压的仪器。在此基础上，1896 年 Riva-Rocci 发明了符合现代仪器标准的精确的血压测量仪。在 René Laennec 发明的听诊器的帮助下，1905 年，俄国科学家 N.S. Korotkoff 在血压计袖带充气膨胀的情况下检测到了脉搏，由此产生了“柯式音”一词。

不久后，患者可以用仪器测量血压了，血压升高被称为“高血压”。当时人们认为，在特定的情况下，血压升高可以帮助机体维持各个器官的灌注量，对健康并没有特殊危害，因此出现了“良性高血压”一词；与之相反的是“恶性高血压”，即血压水平极度升高并可导致脑出血和心力衰竭发生的高血压。

到 20 世纪中期时，各种外科手术和药理学干预被用于高血压的治疗。最初采用的手术包括胸部交感神经切除术。药物治疗则以镇静药为主。20 世纪 50 年代至 60 年代，利尿药开始被应用于高血压的治疗，但是在医学界关于治疗“良性高血压”的意义仍然存在分歧。

1.3　高血压与心血管疾病风险

直到 20 世纪 70 年代末和 80 年代，随着包括 Framingham 心脏研究在内的大规模流行病学调查的开展，血压升高与心血管疾病风险之间的关系才得到清晰阐释。同时，（美国）退伍军人管理局研究（Veterans Administration Study）显示，利用利尿药治疗高血压可以防止患者的病情进一步恶化。上述研究以及近期的前瞻性协作研究（Lewington，2002）表明，高血压与心脑血管疾病发病风险之间的关系几乎是线性相关。40 岁到 69 岁之间的高血压患者因缺血性心脏病造成的死亡率较血压正常者增加 2 倍，而且收缩压（systolic blood pressure，SBP）每升高 20 mmHg、舒张压（diastolic blood pressure，DBP）每升高 10 mmHg，脑卒中的死亡率将增加 2 倍以上。学者们还发现，即使血压低至 115 mmHg/75 mmHg，仍会导致心血管疾病风险提高，所以没有证据显示存在不会直接导致心血管疾病风险升高的血压阈值。他们还推断，从长期来看，收缩压升高 10 mmHg 或舒张压升高 5 mmHg 将会使缺血性心脏病的致死率提高 30%。

已经证实，未接受任何抗高血压治疗的低血压人群的心血管疾病的患病率相对较低。但是，研究数据并不支持低血压的保护效应来自于降压治疗，也就是说，自然发生的低血压可以起到一定的保护作用，而由抗高血压治疗所达到的同样水平的低血压却不能产生保护作用。然而，许多随机对照试验显示，高血压患者的积极降压治疗具有显著的益处，尤其是对于那些因并存其他危险因素而导致未来心血管事件风险升高的人群。

对于个体而言，最大的危险来自于血压水平的大幅度升高。但是，对于整体人群而言，高血压的最大压力则来自于那些血压仅稍有升高的人群，因为这些患者在未来几年内很可能发展为明显的高血压，而且他们中的大多数只有在发生了一次心血管事件的时候才会被发现。因此，从公共健康的角度考虑，应着重于扩大高血压的筛查范围和加强对健康生活方式的重要性的宣传。

1.4 患病率

高血压的确切患病率尚不清楚。但据 Kearney 等（2005）推测，全球约有 26% 的成人患有高血压，而且不同国家间的患病率存在显著差异。其他流行病学研究显示，高血压的患病率还在增长。美国一项调查显示，在 1990—2000 年 10 年间，高血压的发病人数已经达到约 6 500 万，比之前增加了 1 500 万。Roger 及其同事（2012）的调查显示，在美国有超过 7 600 万高血压患者，全球高血压患者超过 1 亿。高血压患病率升高的原因包括人群老龄化、生活方式的改变和肥胖人口比例的增加。

高血压的病因包括遗传因素和环境因素。流行病学研究显示，20% ～ 60% 的原发性高血压是遗传性的。基因遗传多态性可能影响蛋白质的合成，如血管紧张素原、糖皮质激素受体以及激肽释放酶等。印度学者的研究表明，在高血压患者中，具有高血压和脑卒中家族史者较对照组高 1.7 倍。

在同一地区的不同民族之间，高血压的患病率也存在明显的种族差异。在美国，印第安人的高血压患病率与一般人群相同或略高，而拉美裔的高血压患病率与一般人群相同或略低。另一方面，非洲裔美国人是世界上高血压患病率最高的人群。遗传差异对高血压的患病率具有重要的影响。

在相同的种族中，高血压的患病率还存在着地域差异。例如，在英国，苏格兰和英格兰北部的患病率比其他地区高。饮食和其他生活方式的不同导致了差异的产生，如饮酒、肥胖等。年龄和性别也是高血压发生的决定因素，随着年龄的增长，患病率逐年升高。在中年期，男性比女性更容易患高血压；60 岁以后（更年期之后），女性的血压水平与男性的大致相同；而 70 ～ 80 岁之后，女性的血压水平将会更高。

图 1.1 反映了 1950—1990 年间高血压患病人数的变化趋势（占人群的百分比）。值得注意的是，在发达国家，45 ～ 60 岁人群中血压水平超过 140 mmHg/80 mmHg 的比例实际上是在下降的，但是，在印度却呈上升趋势。这种现象可能与印度人群的生活方式日益西化有关，更多的人养成了久坐的习惯，并且饮食中的脂肪和盐也有所增加。另外，与 1950 年相比，现今拥有更加完善的医疗保健体系，所以被确诊的病例数也随之增加。

1.5　前景展望

在过去几十年，我们对高血压的发病机制的认识逐渐深

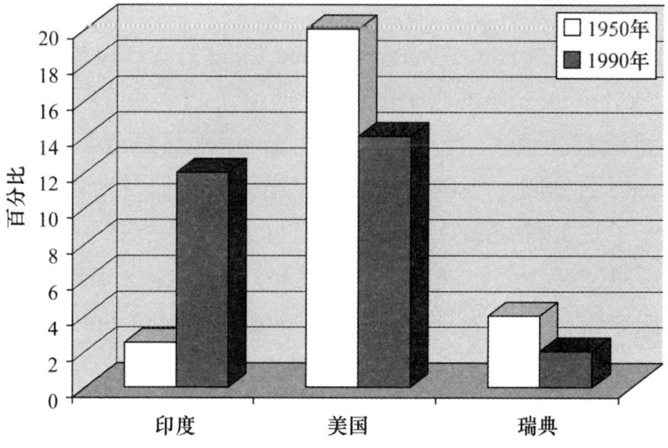

图 1.1　1950 年和 1990 年 3 个国家 45 ～ 60 岁成人高血压患病率的变化情况

入；同时，可选择的高血压治疗方案也逐渐增加，并且还在持续快速增长。目前，医生对高血压的治疗手段主要包括一系列药物治疗，如利尿药、钙通道阻滞剂（calcium-channel blocker，CCB）、β 受体阻滞剂（beta receptor blocker）以及肾素-血管紧张素-醛固酮系统（renin-angiotensin-aldosterone system，RAAS）的拮抗剂。当前，高血压治疗的难点在于：对于什么样的患者，在什么时间，应用何种药物开始进行首次治疗；另外，就是治疗目标难以确定。

我们对高血压治疗的认识是在不断提高的。直到 1991 年，对老年收缩期高血压（＞160 mmHg/＜90 mmHg）的治疗的有效性仍存在争议。老年人群收缩期高血压研究（Systolic Hypertension in the Elderly Program，SHEP）以及一些类似研究明确提出，相比于年轻患者，对 60 岁以上老年高血压患者（收缩期或舒张期高血压）的治疗可以更有效地预防心血管并发症的发生。

有专家认为，高血压是一种现代“文明病”。西方文化、精神压力、不健康饮食以及缺乏锻炼等因素导致近 5 000 万美国人患有不同形式的高血压。降压和降血脂治疗预防心肌梗死试验（Anti-hypertensive and Lipid Lowering Treatment to Prevent Heart Attack Trial，ALLHAT）以及盎格鲁-斯堪的那维亚心脏终点事件试验（Anglo-Scandinavian Cardiac Outcomes Trial，ASCOT）的研究结果使我们对新的降压药物有了更好的认识。同时，我们也清楚地意识到了控制高血压对于减少心血管事件发生风险的重要性。（美国）第三次国家健康与营养调查（Third National Health and Nutrition Examination Survey，NHANES- Ⅲ）的数据提示，多数美国人并未从上述发现中获益：

- 仅有 70% 的患者知晓自己患有高血压。
- 仅 50% 确诊的高血压患者接受了药物治疗。

- 多数患者在获得处方药以后，不能按规定服用或者是放弃服用。
- 仅 24% 抗高血压治疗的患者将收缩压控制在 140 mmHg 水平或更低，舒张压控制在 90 mmHg 以下。

当然，还有一些值得乐观的数据。过去 20 年，脑卒中死亡率下降了近 60%，死于心脏病的患者人数也减少了约一半。50 年前，医生认为精神压力增加是高血压的表现。现今，更多的人相信事实恰恰是相反的，即高血压是精神压力作用的结果。但高血压发病的确切机制尚不明确。引发高血压发生的主要因素是什么？遗传因素和环境因素对高血压的影响究竟有多大？在高血压这个非常重要但又常常被忽视的医学领域中，尚存在许多悬而未决的问题。

主要参考文献

Kannel WB (1996). Blood pressure as a cardiovascular risk factor: prevention and treatment. *Journal of American Medical Association*; 275: 1571–76.

Kearney PM, Whelton M, Reynolds K, *et al*. (2005). Global burden of hypertension: analysis of worldwide data. *Lancet*; 365: 217–23.

Lewington S, Clarke R, Qizihash N, *et al*. (2002). Age specific relevance of usual blood pressure to vascular mortality: a meta-analysis of individual data for one million adults in 61 prospective studies. *Lancet*; 360: 1903–13.

National High Blood Pressure Education Programme Working Group report on primary prevention of hypertension (1993). *Archives of Internal Medicine*; 153: 186–208.

Rogers VL, Go AS, Lloyd-Jones DM, *et al*. (2012) On behalf of the American Heart Association Statistics Committee and Stroke Statistics Subcommittee 2012 update: a report from the American Heart Association. *Circulation*; 358: 1682–86

Vasan RS, Larson MG, Leip EP, *et al*. (2001). Assessment of frequency of progression to hypertension in non-hypertensive subjects in the Framingham Heart Study. A cohort study. *Lancet*; 358: 1682–86.

第 2 章

高血压的病理生理学

原著　Sunil Nadar
翻译　肖　宇

要点

- 高血压是非常复杂的疾病，其发生和发展受多种因素控制。
- 循环血量增加和外周阻力升高是高血压发生的主要病理生理学机制。
- 肾素–血管紧张素–醛固酮系统以及肾小管功能异常在高血压发病过程中也起到一定作用。
- 内皮细胞活性增强、功能紊乱或损伤，既是导致血压升高的原因，也是血压升高引起的后果，对高血压的持续存在起重要作用。

2.1　引言

高血压通常分为“原发性高血压”和“继发性高血压”两大类。继发性高血压常具有明确的病因，例如，醛固酮增多症或肾动脉狭窄。表 2.1 列出了导致继发性高血压的常见病因。然而，在绝大多数高血压患者找不到明确的病因。本章主要讨论几种常见的导致高血压发生和发展的病理生理过程。血压水平与心输出量、循环血量和外周阻力三者密切相关，而其中每一项决定因素又受到一系列复杂因素相互作用的影响（图 2.1）。

表 2.1 继发性高血压的病因

肾	内分泌	其他
• 肾实质性疾病——肾小球肾炎	• 肢端肥大症	• 急性应激
• 多囊肾	• 甲状腺功能减退症	• 动脉硬化
• 糖尿病肾病	• 甲状腺功能亢进症	• Paget 病
• 肾盂积水	• 库欣综合征	• 动静脉瘘
• 肾动脉狭窄	• 醛固酮增多症	• 颅内压升高
• 肾素生成性肿瘤	• 嗜铬细胞瘤	
• 肾小管病变——Liddle 综合征	• 良性肿瘤	
	• 外源性雌激素和类固醇激素增多	

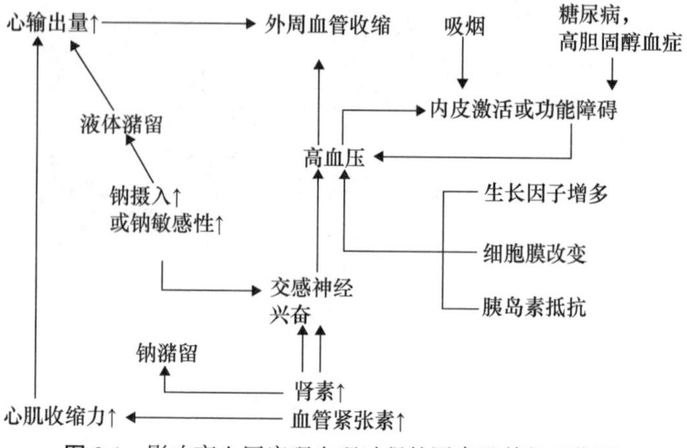

图 2.1 影响高血压病理生理过程的因素及其相互作用

2.2 循环血量增加（前负荷增加）

2.2.1 钠敏感和钠潴留

钠摄入过多或钠敏感性增强可使体液量和前负荷增加，心输出量因此增多；同时，钠摄入过多或钠敏感性增强还可以通过影响血管的反应性和收缩性导致高血压的发生。高血压在盐摄入量极低的原始群落很少见，甚至是不存在的，这一现象提示，低盐饮食能起到预防高血压的作用。尽管西方国家高盐饮食非常普遍，但仅约 1/3 的人口发展为高血压，提示在不同人群，血压对钠的敏感程度是不同的。其可能的机制是：易感个体的肾不能排除多余的钠，造成盐和水的潴留，最终导致循环血量增加和高血压的发生。

2.2.2　压力–尿钠排泄反馈环路的重新调定

压力性尿钠排泄是指当动脉血压升高时，刺激肾排出多余的盐和水的现象。这是由于动脉血压升高影响肾小管周围毛细血管网的压力，使肾小管和肾小球内的静水压增高，导致钠、水重吸收减少。由于钠、水排出量增加使血管内血容量减少，毛细血管内的压力也随之下降；动脉血压恢复到正常水平后，负反馈调节环路关闭。如果反馈环路重新调定后，适应了升高的血压水平，将会导致肾不能在负荷增加时排出过多的钠和水，继而引起血容量持续增加，导致血压进一步升高。

目前，导致反馈环路重新调定的机制尚不清楚。其可能的机制是：由于长期的摄入增加，使血液中钠离子的浓度不断升高，使反馈环路的敏感性以及机体对慢性、持续性负荷增加的自身调节能力下降。另外，肾的功能异常、内皮细胞功能改变也参与了反馈环路的重新调定。虽然尚未证实，基因的易感性也是可能的原因。

2.2.3　肾单位功能异常

肾单位功能发生异常，如生成肾素的肾单位缺血，或随着年龄增长，肾单位数量减少，将减弱肾的排钠能力。此外，肾小球硬化等原因导致的滤过面积减小也将减弱肾对钠的排泄能力。

2.3 肾素-血管紧张素-醛固酮系统

肾素-血管紧张素-醛固酮系统（renin-angiotensin-aldosterone system，RAAS）在高血压的发生、发展过程中发挥着重要作用。RAAS负责维持机体正常水、盐平衡。血管紧张素Ⅱ（angiotensin Ⅱ，Ang Ⅱ）的多种生物学作用使通过肾丢失的体液和钠的量减少到最低水平，进而维持血压稳定。关于RAAS的作用将在肾血管性高血压一章进行深入的讨论。各种因素引起的该系统功能改变都将导致高血压的发生。

在高血压形成的过程中，由于肾小球灌注压升高，理论上血浆肾素水平将会降低。然而，大多数原发性高血压患者的血浆肾素水平却并没有明显下降，而是经常表现为肾素分泌异常，甚至是肾素水平升高。导致这种现象的可能原因是：少量的肾单位缺血使肾素分泌增加，从而抵消了正常肾单位肾素分泌的减少。

2.4 交感神经系统活动增强

大量证据显示，存在交感神经活动增强的早期高血压患者以及高血压患者的后代中，大部分人最终将发展为高血压。在这部分患者中，动脉压力感受器发生了重新调定，使血管舒缩中枢的交感神经传出冲动增强。交感神经兴奋会导致外周血管收缩，使血压升高。当存在情绪紧张或精神压力时，交感神经活动将进一步增强。精神压力可提高心血管系统对交感活动增强的反应性，进而可导致血压长期持续性升高。

2.5 外周阻力升高

高血压患者普遍存在外周阻力增高的情况。在高血压早期，由于循环血量增加引起的灌注压升高可使外周血管发生补偿性收缩。随着时间的推移，外周血管将发生永久性收缩，从而导致血压的持续升高。另外，内皮功能的改变以及一些自分泌和旁分泌因素在血管紧张性持续升高的过程中也发挥了一定的作用。

2.6　内皮功能障碍

高血压与内皮细胞功能激活和功能障碍密切相关，这既是高血压产生的原因，也是高血压作用的结果。内皮细胞可由多种原因激活，如糖尿病（diabetes mellitus，DM）、吸烟、高脂血症以及高血压等。内皮细胞激活引起内皮细胞功能改变，从而维持血压水平的持续升高。

内皮功能的激活以及随后出现功能障碍的重要特征之一是一氧化氮（nitric oxide，NO）分泌的改变。一氧化氮（最初被称为内皮舒张因子）由内皮组织生成，可以降低血管的紧张性。内皮组织损伤可导致一氧化氮分泌减少，进一步减弱内皮依赖的血管舒张，进而参与高血压状态的维持。

氧化应激可通过释放大量的活性氧导致内皮损伤，而氧化应激本身又是由内皮功能障碍引发的；两者可形成恶性循环，导致更加严重的内皮损伤和功能障碍。氧化应激可减少一氧化氮的生成，参与高血压状态的维持。

高血压时，内皮组织功能的另一个改变是内皮素的释放增加。内皮素是内皮细胞释放的小分子物质，可以产生持久的缩血管效应。另外，内皮素对心肌细胞具有正性变力作用和正性变时作用；内皮素还可以促进多种细胞增殖，刺激激素释放，以及调控中枢神经系统活动。内皮细胞生成的血管紧张素转化酶（angiotensin-converting enzyme，ACE）生成增多时，可使缓激肽（强力的舒血管物质）的释放减少。血浆缓激肽浓度的升高不足以影响血压水平，但它可能通过旁分泌的方式发挥作用。其他舒血管物质（如前列环素）在高血压的形成过程中也会减少。

2.7 胰岛素抵抗

胰岛素抵抗（insulin resistance，IR）与高血压之间的相关性也已经得到证实。胰岛素抵抗引起血压升高可能与多种机制有关，包括增强交感神经系统活性，增加肾的钠潴留以及促进血管的过度增生。其中，血管舒张受损尤为重要。尽管胰岛素能增强交感神经对骨骼肌的调控（这种作用往往被胰岛素的直接舒血管作用所掩盖），但高血压患者因血管舒张功能受损，不能及时对胰岛素灌注做出反应而增加肌肉的血流量。

2.8 其他因素

钠尿肽是在心房受到牵拉时由心房肌细胞合成的，可调节钠、水的排泄。钠尿肽包括心房钠尿肽（atrial natriuretic peptide，ANP）、脑钠尿肽（brain natriuretic peptide，BNP）和C-型钠尿肽（C-type natriuretic peptide，CNP）三类。现已证实，这些肽类物质的释放量在高血压时将发生改变。具有类似作用的还有精氨酸加压素（arginine vasopressin，AVP）和肾上腺髓质素（近来被证实为激素），它们可能也参与了高血压发生的病理生理过程。

除了上述机制，遗传易感性也是应该高度重视的重要影响因素。环境因素也发挥了重要作用，例如，血浆钙浓度、饮食、体育锻炼和肥胖等等。子宫内的因素也可能起到部分作用，因为有资料显示，出生体重较小的婴儿在青少年时期很可能出现轻度血压升高，而成年后则容易发展为高血压。

这一现象的具体机制尚不清楚，可能与胰岛素抵抗、高脂血症和糖尿病等代谢异常有关。

虽然高血压时，血管处于高水平的血压作用下，但高血压与血栓前状态以及心肌梗死和血栓性脑卒中等血栓性疾病也密切相关，这一现象被称为“血栓性高血压悖论”或“伯明翰悖论（Birmingham paradox）”。高血压患者血栓前状态满足 Virchow 血栓发生的三个要素：第一，由于内皮功能改变，导致血管壁异常改变；第二，高血压导致高剪切力引起血流形式改变；第三，血液成分发生改变使血小板激活。临床上，在管理高血压患者时，应高度重视血栓前状态。

总之，高血压的病理生理机制是复杂的和多因素的。尽管已知维持正常血压的生理机制发生异常改变在高血压的发生发展中起到一定作用，但目前尚未明确导致高血压发生的独立因素。高血压是多种复杂因素综合作用的结果，这些因素相互关联形成正反馈式的恶性循环。

主要参考文献

Kearney PM, Whelton M, Reynolds K, *et al.* (2005). Global burden of hypertension: analysis of worldwide data. *Lancet;* 365: 217–23.

Lip GY (2003). Hypertension, platelets, and the endothelium: the ‘thrombotic paradox’ of hypertension (or ‘Birmingham paradox’) revisited. *Hypertension;* 41(2): 199–200.

Luke RG (1993). Essential hypertension: A renal disease? A review and update of the evidence. *Hypertension*, 21: 380–90.

Rodrigo R, Gonzalez J, Paoletto F (2011). The role of oxidative stress in the pathophysiology of hypertension. *Hypertension research;* 34:431–440.

Turnbull F (2003). Blood pressure lowering treatment trialists collaboration. Effects of different blood pressure lowering regimens on major cardiovascular events: results of prospectively designed overviews of randomized trials. *Lancet;* 362: 1527–45.

第3章

肾血管性高血压

原著 Sunil Nadar
翻译 肖 宇

要点

- 肾动脉受阻引起肾血流量减少时，由于肾素-血管紧张素-醛固酮系统激活而导致血压升高。
- 在老龄人群中，高血压患病率呈上升趋势。
- 排除肾动脉狭窄的筛查应该仅在临床表现高度疑似的患者中进行。
- 肾血管造影片是诊断肾血管性高血压的金标准。
- 初次发病即应进行药物治疗。
- 经皮血管成形术和外科血管重建术具有相似的治疗效果。

3.1 引言

肾血管性高血压（renovascular hypertension，RVHT）是指因肾灌注障碍而导致的血压升高，通常是由一些动脉闭塞性疾病引起的。1934 年，Goldblatt 首次利用小鼠证明了肾的灌注与高血压之间的关系。随后，对人群的深入研究进一步揭示了肾与高血压的关系。肾血管性高血压发生的主要原因是：肾的局部缺血导致肾素-血管紧张素-醛固酮系统（renin-angiotensin-aldosterone system，RAAS）激活。肾的局部缺血使肾素释放增多，肾素可加速血管紧张素Ⅰ（angiotensin Ⅰ，Ang Ⅰ）转化为血管紧张素Ⅱ，引起强烈的缩血管效应和醛固酮的大量释放。

3.2 病理生理学

RAAS的激活是肾血管性高血压的主要病理生理过程。在功能正常的肾，肾的灌注压下降可激活RAAS，引起盐和水潴留以及全身血管收缩，以帮助血压回升。同时，RAAS激活导致醛固酮释放增加，引起出球小动脉收缩，可使肾的灌注压回升。在肾动脉狭窄（renal artery stenosis，RAS）的情况下，肾的灌注压下降，激活RAAS以增加肾的灌流，从而导致了盐和水潴留以及全身血管的收缩（图3.1）。

肾血管性高血压的病理生理过程还取决于肾动脉狭窄是单侧还是双侧。如果是单侧肾动脉狭窄，肾的局部缺血会使肾素释放增多，经血管紧张素作用使醛固酮生成增加，再通过对侧正常肾将多余的盐和水排出。但是，醛固酮释放增加引起的全身血管收缩又可加速血压的上升。

相反，如果是双侧肾动脉狭窄，则没有正常的肾能够排出多余的盐和水，会进一步加重体液超载，从而维持血压水

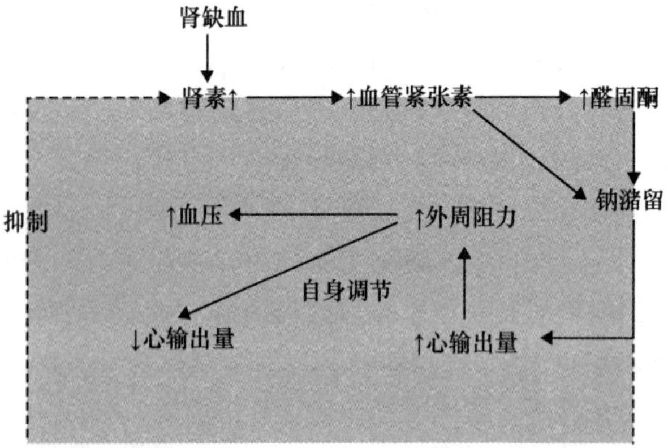

图3.1 肾动脉狭窄性高血压的病理生理学机制

平的升高。但是，这种情况下增加的液体负荷会在一定程度上减少肾素的分泌。

上述血压变化取决于肾血管阻塞持续的时间。如果肾血管阻塞是可逆的，血压可以恢复到正常水平。但是，如果肾局部缺血引起了肾实质损伤，即使肾血流得到纠正，血压升高也是不可逆的。

3.3　病因学

肾动脉狭窄和肾血管性高血压的病因学因年龄和性别而异。动脉粥样硬化主要影响近端 1/3 肾主动脉，是老年男性患者最普遍的发病原因。肌纤维发育不良主要影响肾动脉远端 2/3 及其分支，在年轻女性患者中最为常见。其他可能与肾血管性高血压有关的临床因素还包括急性动脉血栓或栓塞、动脉破裂、肾动静脉畸形和结节性多动脉炎。

3.4　发病率

在一般人群中，肾血管性高血压的发病率不到 5%，但是在 70 岁以上的高血压患者中其发病率超过 50%；白种人的发病率高于黑种人。前已述及，由于不同的发病原因，肾血管性高血压在年轻女性和老年男性中发病率更高。但是，由于整体人群年龄的不断增长，动脉粥样硬化性肾动脉狭窄逐渐变得更为普遍。

3.5　临床特征

在下列患者中应高度怀疑肾血管性高血压的存在：

- 伴有肾损伤和轻度蛋白尿的高血压患者（尿蛋白质＜1.5 g/d）

- 进行性肾功能不全患者
- 难治性高血压患者
- 急进性或恶性高血压患者
- 重度高血压（舒张压＞ 120 mmHg）患者
- 经利尿药或血管紧张素转化酶抑制剂（angiotensin-converting enzyme inhibitor，ACEI）治疗病情反而恶化的高血压患者
- 年轻患者
- 不明原因的低钾血症患者（血 K^+ ＜ 3.6 mmol/L），常常伴有代谢性碱中毒
- 伴有动脉粥样硬化性疾病症状的中、重度高血压患者，尤其是 50 岁以上的老年患者
- 肺水肿反复发作的中、重度高血压患者
- 患者不明原因的肾萎缩或两肾大小差异＞ 1.5 cm 而形成不对称肾
- 患者出现腹部杂音（见于大约一半的肾动脉狭窄患者；在约 1/10 的原发性高血压患者中可见，尤其是年轻个体）

3.6 筛查

对所有高血压患者进行肾动脉狭窄或肾血管性高血压筛查是不现实的，对患者来说也是不必要的开销。具备上述临床特征的患者可通过筛查排除肾血管性高血压而从中获益。

3.6.1 实验室检查

（1）血浆肾素活性（plasma renin activity，PRA）

肾血管性高血压患者的血浆肾素活性将升高 50% ～ 80%。但是，该项检查的操作十分繁琐，而且目前还缺乏标准化测

量方法。

（2）肾静脉肾素测定

单侧肾静脉肾素分泌超过正常值的 1.5 倍提示该侧肾的肾素异常释放。该项检查的缺点是假阳性和假阴性结果的比例较高。

3.6.2　影像学检查

磁共振血管造影术的灵敏度可达 96 ～ 100%，对肾动脉狭窄检查的特异性超过 50%。但是，患者可能存在的一些特殊情况，会影响该检查的常规应用，例如，患有幽闭恐惧症，有金属植入体，以及检查的费用过于昂贵等。

使用螺旋 CT 扫描进行血管造影术可保证动脉造影术的准确性，数字减影血管造影术可降低发生肾损伤的风险。其检测重度肾动脉狭窄的灵敏度和特异性分别可达 98% 和 94%。

数字减影血管造影术（digital subtraction angiogram，DSA）是诊断肾动脉狭窄的金标准。与传统的血管造影术相比，它对不透射线对比的要求较低。肾动脉狭窄达到或超过 70% 或舒张后狭窄达 50% 即可诊断为具有明显的血流动力学改变。

多普勒超声检查可以对肾动脉进行解剖学和功能学评估，其监测肾动脉狭窄的灵敏度达 72% ～ 92%。该项检查可明确肾的病变是单侧还是双侧，也适用于之前进行过血管成形术或外科手术的反复狭窄患者。目前，可视化和图像采集困难是该项检查的主要缺陷。

放射性肾图的假阴性率较高（20% ～ 25%），因此不能作为有效的筛查手段。但是，在注射同位素前 1 小时口服卡托普利（25 ～ 50 mg）可以提高其预测准确性。卡托普利能够抑制血管紧张素Ⅱ介导的血管收缩，因此可减少肾动脉狭窄侧肾的灌注，而增加正常肾的血液灌注。但是，双侧肾动脉狭窄时，该项检查不会呈现阳性结果。

通过超声或静脉注射肾盂造影可以评估肾的大小。肾动脉狭窄侧的肾会有所减小，但是，该项检查特异性较低。

3.7 治疗

一旦证实有显著的血流动力学改变，有三种治疗方案可供选择。患者可以继续进行药物治疗，如果药物治疗无效，可考虑通过经皮方式或开放性手术减轻血管狭窄。但是建议所有患者初次就诊时首先采用药物治疗，之后再进行外科手术修复。

3.7.1 药物治疗

肾动脉狭窄患者与其他高血压患者类似，首先应给予抗高血压药物治疗。对于动脉粥样硬化性肾血管性高血压患者，应进行有效的降脂治疗。如果经过上述治疗血压得不到有效控制，建议考虑外科手术。

所有种类的降压药物都可以应用于肾血管性高血压的治疗。理论上，血管紧张素转化酶抑制剂（angiotensin-converting enzyme inhibitor，ACEI）是最有效的药物，因其可降低由局部缺血诱发的血管紧张素释放。但是，在双侧肾动脉狭窄的情况下，ACEI 会导致受损肾的血流灌注进一步减少，血清中提示肾功能下降的各项指标浓度升高。如果发现及时，肾动脉狭窄所致的肾功能损伤是可以逆转的。目前对血管紧张素受体阻滞剂（angiotensin receptor blocker，ARB）治疗肾血管性高血压的疗效还不十分清楚。利尿药可以帮助减轻肾血管性高血压的容量负荷。钙通道阻滞剂同样可以有效控制血压，而且与 ACEI 类药物相比，钙通道阻滞剂对缺血肾的肾功能损伤可能较轻。

如果肾功能正常，也可应用醛固酮受体拮抗剂（如螺内酯和依普利酮）进行治疗，但要密切监控血清钾浓度，尤其是在联合应用具有升血钾作用的药物时（如阿米洛利、氨苯蝶啶、ACEI、血管紧张素Ⅱ抑制剂）。

3.7.2　手术治疗

通过经皮或开放性手术治疗可以减轻血管的阻塞。经皮腔内血管成形术（percutaneous transluminal angioplasty，PTRA）是一种消除肾动脉狭窄的非手术性操作，适用于血管未完全闭塞和纤维肌性发育不良导致的病变。动脉粥样硬化性狭窄的治愈率为 8% ～ 20%，而纤维肌性损伤的治疗效果明显好于动脉粥样硬化性狭窄，治愈率可达 50% ～ 85%。＜ 10% 的纤维肌性病变患者会发生再狭窄，需要再次进行血管成形术；而动脉粥样硬化性狭窄患者再狭窄的发生率为 8% ～ 30%。降压药物治疗可使 30% ～ 35% 的纤维肌性发育不良患者和 50% ～ 60% 的动脉粥样硬化性损伤患者的血压得到控制。

对于局灶性动脉粥样硬化和纤维肌性狭窄患者，开放性血管再生术的治愈率可达 80% ～ 90%，围术期死亡率＜ 5%。但是，对于广泛性动脉粥样硬化患者，外科手术和血管成形术的并发症发生率都相对较高。

肾衰竭的出现不仅使风险增加，而且还将影响长期治疗效果。研究表明，肾衰竭患者在不进行血管重建术的情况下，未来 2 ～ 3 年的死亡率大约为 25%；但在血管重建术后肾功能得到改善的患者，生存率明显提高。

研究并未证实血管成形术的效果优于外科手术。但是，血管成形术作为非创伤性操作，仍是首选治疗方式。尽管动脉粥样硬化作为一种具有扩散特性的疾病，理论上能够从外科血管再生术中获得更佳的治疗效果，但是无论采取何种治疗方式，纤维形成性病变患者的治疗效果都要优于动脉粥样硬化性患者。

主要参考文献

Aurell M, Jensen G (1997). Treatment of renovascular hypertension. *Nephron;* 75(4): 373–83.

Conlon PJ, O'Riordan E, Kalra PA (2000). New insights into the epidemiologic and clinical manifestations of atherosclerotic renovascular disease. *American Journal of Kidney Disease*; Apr; 35(4): 573–87.

Safian RD and Textor SC (2001). Renal-artery stenosis. *New England Journal of Medicine*; Feb; 344(6): 431–42.

Textor S, Lerman L. (2011). State of the art: Renovascular hypertension and ischaemic nephropathy. *American Journal of hypertension;* 23: 1159.

Working Group on Renovascular Hypertension. (1987). Detection, evaluation, and treatment of renovascular hypertension. Final report. Working Group on Renovascular Hypertension. *Archives of Internal Medicine*; May; 147(5): 820–9.

第 4 章

原发性醛固酮增多症

原著　Sunil Nadar
翻译　肖　宇

要点

- 原发性醛固酮增多症是影响高血压治疗的重要因素。
- 其主要病因是醛固酮分泌性肿瘤。
- 难治性高血压和年轻患者可从筛查中获益。
- 如果单独以血清钾浓度作为原发性醛固酮增多症的筛查指标，近 2/3 的患者将被漏检。
- 血清醛固酮与肾素活性比值可作为筛查指标。
- 影像学检查可以帮助确定肿瘤的位置。
- 手术切除肿瘤是首选治疗方法。
- 如果手术失败或不具备手术条件，可用螺内酯进行药物治疗。

4.1 引言

原发性醛固酮增多症（primary hyperaldosteronism，PHA），也称为 Conn 综合征，是由肾上腺髓质内部功能异常导致醛固酮分泌增多，超过维持正常电解质平衡的生理水平而引起的疾病。与原发性醛固酮增多症相比，继发性醛固酮增多症是由明确的肾上腺以外的刺激因素导致醛固酮分泌过多而引起的，特别是肾素分泌增多。原发性醛固酮增多症的病因包括：醛固酮分泌性肿瘤、双侧球状带增生（zona glomerulosa hyperplasia，ZGHP)、糖皮质激素可抑制性醛固酮增多症(glucocorticoid remediable hyperaldosteronism，GRA)、特发性醛固酮增多症以及少数的肾上腺癌。据估计，在世界范围内，原发性醛固酮增多症的患病率约为1%。

4.2 病理生理学

肾上腺皮质可以分为三个界限清晰的形态和功能区域：①最外侧为球状带，能够分泌醛固酮；②中间为束状带，分泌糖皮质激素；③最内侧是网状带，分泌肾上腺雄激素。

醛固酮作为主要的盐皮质激素，是调节水盐代谢平衡的重要激素。醛固酮的分泌是脉冲式的，并受外界各种刺激因素的调控。其主要的调控因素为肾素-血管紧张素系统，该系统又可因体液容量和钠离子浓度的改变而被激活。球旁器(juxtaglomerular apparatus，JGA)的受体感受到钠或水的丢失或灌注压降低时会引起肾素的释放，肾素分解血管紧张素原而生成血管紧张素Ⅰ。血管紧张素Ⅰ几乎是无活性的，在内皮细胞分泌的血管紧张素转化酶作用下很快转变为活性形式——血管紧张素Ⅱ。血管紧张素Ⅱ可强有力地刺激醛固酮的释放，进而引起钠和水潴留以及钾的丢失。

在原发性醛固酮增多症中，部分醛固酮的分泌是自发的。醛固酮引起的钠、水潴留可降低血浆肾素水平。与正常人群不同，原发性醛固酮增多症患者的醛固酮分泌不能被血容量扩张或钠离子摄入增加所抑制。在多数醛固酮生成性肿瘤患者中，过度的醛固酮分泌可被促肾上腺皮质激素(adrenocorticotropic hormone，ACTH)部分抑制，但大部分患者对血管紧张素Ⅱ无反应性。表4.1列举了醛固酮增多症的病因及各自的临床特征。

表 4.1　醛固酮增多症的病因及其各自的特点

特征/检查	醛固酮瘤	特发性（双侧）醛固酮增多症	单侧或原发性肾上腺增生	肾上腺癌
年龄	中年；偶尔见于年轻人，主要为女性	老年男性	中年人，偶尔见于年轻男性或女性	中年人，偶尔见于年轻男性或女性
血清钾	中度下降	轻微下降	轻到中度下降	重度低钾血症
尿钾	轻到中度增加	轻度增加	轻到中度增加	非常高
血浆肾素	重度抑制，非常低	中度抑制	中度至重度抑制	中度至重度抑制
血浆或尿醛固酮	中度升高	低于醛固酮瘤	中度增加	非常高
血浆醛固酮反应速度测试	下降或增加（70%～80%患者）	几乎总是增高	下降或增加（70%～80%患者）	经常不发生变化
其他特征	尿18-羟基皮质酮和18-氧代皮醇升高；由于腺瘤原因，偶尔皮质醇水平升高	只有醛固酮和相关的类固醇分泌增加	与特发性醛固酮增多症类似	经常表现为其他皮质类固醇激素（雄激素、雌激素、皮质醇）的分泌增多
CT 扫描	腺癌	双侧肾上腺增大或正常	肾上腺正常或单侧增大	肾上腺肿物
闪烁扫描术	摄取增加	双侧摄取增加	数据不足	常常没有摄取；偶尔增加
病理检查	独立的小腺瘤	大结节或小结节性增生	与特发性类似	存在肿瘤，可能发生局部浸润或转移

4.3 临床特征

Conn 首次将有高血压、低血钾和神经肌肉症状的患者与分泌醛固酮的皮质肿瘤联系在一起。原发性醛固酮增多症患者可出现上述特殊症状。但是，很多醛固酮分泌增多的情况下都可有类似表现，换言之，这些症状并非是原发性醛固酮增多症所特有的。醛固酮分泌性肿瘤在女性中的患病率要高于男性。

部分原发性醛固酮增多症患者是无症状的，其余患者可能表现为高血压（头痛等）或低血钾相关症状（多尿、遗尿、肌肉抽搐），还有一部分患者可表现出上述所有症状。偶尔有患者表现为严重的肌肉无力、感觉异常、手足抽搐或麻痹等重度低钾血症症状，这些症状在亚洲患者中比较普遍。严重的视网膜病变或恶性高血压不常见。

4.4 诊断

对于出现自发性利尿药诱导的低血钾，尤其是伴有血钠升高的高血压患者，应给予高度重视。另外，值得关注的是降压治疗无效和年轻患者群体。据估计，约有 7.1% 的高血压患者的生化检查结果提示需要进行原发性醛固酮增多症筛查。应用低剂量的苄氟噻嗪和其他噻嗪类利尿药通常不会导致低血钾。如果应用噻嗪类利尿药时出现血钾水平急剧下降，则说明可能存在醛固酮过度分泌。

尽管高血压患者的自发性低血钾是证明醛固酮增多症存在的有力证据，但是，由于至少 20% 的高血压患者的血清钾浓度低于正常值，所以血清钾浓度还不能作为诊断指标。由于甘草摄入、利尿药和泻药滥用等因素的影响，其他病因导致的高血压患者也会出现血清钾浓度降低的现象，因此，血清钾水平并不能作为需要进一步排查的指标。

框 4.1 总结了适用于原发性醛固酮增多症诊断的检查项目。在原发性醛固酮增多症患者中，血浆肾素活性重度抑制，但是，类似的现象可见于很多原发性高血压患者。相反，在继发性醛固酮增多症中，血浆肾素活性中度到重度下降。由于血浆肾素活性的测定值可因身体的姿势、一天中的不同时间以及药物治疗而发生变化，其测定过程必须执行严格的标准。同样，血浆醛固酮水平也会随着姿势、药物和不同的时间发生相应变化，因此，单独测定血浆醛固酮水平也有其局限性。

框 4.1　诊断原发性醛固酮增多症的实验室检查

筛选试验

- 血清钾浓度
- 血浆肾素活性
- 血浆肾素聚集度
- 血浆醛固酮浓度
- 血浆醛固酮和肾素比值
- 尿钾浓度

动态检测

- 生理盐水灌注试验
- 氟氢可的松抑制试验
- 卡托普利试验
- 呋塞米与姿势联合刺激试验
- 对门冬氨酸钾灌注的反应性
- 对除外头部的全身水浸法的反应性

辅助定位激素过度分泌来源

- 血浆醛固酮分泌的生理节律
- 对肾素血管紧张素Ⅱ的反应性
- 血浆 18- 羟皮质酮水平
- 尿 18- 氧代皮醇和 18- 羟皮质醇的排泄量
- 影像学检查——CT、MRI

许多学者认为，血浆醛固酮 / 肾素活性比值是诊断原发性醛固酮增多症的有效指标。但是，如前所述，由于醛固酮和肾素的测定都比较困难，测定这些指标并不是经济实用的常规筛查手段。

除了之前提到的筛查试验，还可进一步检测肾上腺自主分泌醛固酮的能力以及肾素分泌的抑制程度。测定方法主要包括在给予各种刺激的情况下，如给予生理盐水、氟氢可的松、卡托普利或呋塞米后，测定血清醛固酮的水平（框 4.1）。检测到醛固酮分泌失去原有的生理节律也有助于原发性醛固酮增多症的诊断。在高分辨率的影像学检查广泛应用后，很多临床检测中心已不再进行操作繁琐、耗费时间的动态测定。

计算机断层扫描（computed tomography，CT）或磁共振成像（magnetic resonance imaging，MRI）扫描都是肾上腺影像学检查的重要手段，但对这些技术的灵敏度和特异性尚不十分明确，各临床中心报告的数值尚存差异。

新一代 CT 应用后，上述两种手段成像的质量以及结果具有了可比性。应用肾上腺同位素碘化胆固醇闪烁扫描技术也可以帮助定位肿瘤。各种检查手段的选择取决于当地医疗部门的经验和专业知识。

4.5 假性醛固酮增多症

与经典的醛固酮增多症类似，假性醛固酮增多症的特征也是高血压伴低血钾性碱中毒、肾素活动抑制，但是，血浆醛固酮水平是下降的。假性醛固酮增多症的病因包括 Liddle 综合征、库欣综合征、先天性肾上腺畸形导致的 11-β-类固醇脱氢酶缺乏、17-α-羟化类固醇脱氢酶缺乏及甘草滥用。虽然假性醛固酮增多症与真性醛固酮增多症之间的临床表现很难区分，但血浆醛固酮浓度下降是假性醛固酮增多症的主要特征。

4.6　筛查建议

我们不建议对所有高血压患者进行常规筛查，推荐进行筛查的可疑患者总结于框 4.2。对于高度怀疑的患者，应该测定其血浆醛固酮 / 肾素比值，以比值超过 30 作为进行醛固酮增多症进一步筛查的临界值。然后，对这些患者进行动态试验（卡托普利试验）或直接进行影像学检查。根据临床经验，可选择肾上腺 CT、MRI 或肾上腺闪烁扫描术。如果影像学检查显示为边界清楚的腺瘤，建议进行外科手术（图 4.1）。

框 4.2　推荐进行原发性醛固酮增多症筛查的高血压患者

- 难治性高血压患者
- 三种或更多药物不能有效控制的高血压患者
- 自发性或利尿药诱导的持续性低血钾患者，尤其是伴有高血钠的患者
- 不具备上述因素的年纪较轻的患者（＜ 40 岁）

4.7　治疗

4.7.1　药物治疗

醛固酮受体拮抗剂螺内酯是首选的治疗药物，起始剂量为 25 mg，最大剂量可以增加到 400 mg/d；可单独用药，也可以与利尿药联合用药。可根据血压水平和低血钾的程度调整用药。

将血压控制在正常范围内约需要几周的时间。如果低血钾不严重，开始就可以合用噻嗪类利尿药。由于为这类患者

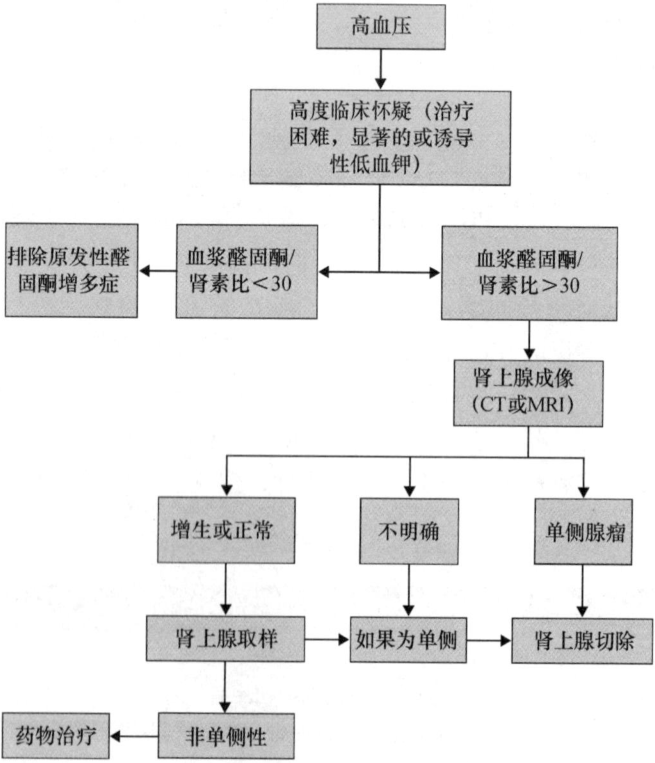

图 4.1 对怀疑患有醛固酮增多症的高血压患者的诊断流程图

的镁离子可能从尿中丢失，对血清镁离子浓度也应该进行监测。不良反应包括男子乳房发育症、恶心、易疲劳、阳痿和严重的低血钾，一定程度上限制了螺内酯的应用，尤其是在合用血管紧张素转化酶抑制剂（ACEI）类药物时。

依普利酮是一种选择性更强的醛固酮受体拮抗剂，因其不良反应较少，可用于对螺内酯耐受的患者。也可选用保钾利尿剂，如阿米洛利和氨苯蝶啶。因效价较高，阿米洛利是更佳的选择。为了更好地控制血压水平，常常联合应用非利尿药类的抗高血压药物。

4.7.2　手术治疗

单侧腹腔镜肾上腺切除术是醛固酮生成性腺瘤患者的可选治疗方案。如果患者为双侧肾上腺增生、存在优势分泌或原发性肾上腺增生，可应用螺内酯进行药物治疗。

应用螺内酯或阿米洛利进行术前准备，可将血清钾和血压基本控制到正常水平。一些患者在术后恢复阶段可能出现盐丢失综合征（salt-losing syndrome），后者可能是继发于对侧未切除肾上腺的持续抑制状态。部分肾上腺肿瘤生成的皮质醇足以抑制促肾上腺皮质激素的分泌和对侧肾上腺皮质醇的生成。因此，这类患者术后需要进行糖皮质激素替代治疗。对于不适合进行手术治疗的患者，有报道称，可以利用乙醇对醛固酮生成性肿瘤实施动脉栓塞。

4.8　总结

原发性醛固酮增多症是高血压的一个重要诱因，也是为数不多的、可治愈的高血压之一。尽管其实际的患病率还存在争议，但据估计，约有 10% 的高血压患者存在醛固酮增多症。另外，还需要谨慎地排除一些其他情况，如临床表现相似的假性醛固酮增多症。

对于没有明确危险因素的患者，尤其是年轻的高血压患者，必须进行积极有效的筛查，以排除这个潜在的、可治疗的高血压诱因。对于有单侧局限性损害的患者，手术是首选治疗方案，而且多数患者术后效果良好。对于不能达到手术要求的患者，进行积极的、优化的药物治疗也可以取得满意的效果。

主要参考文献

Blumenfeld JD, Sealey JE, Schlussel Y, *et al.* (1994). Diagnosis and treatment of primary hyperaldosteronism. *Annals of Internal Medicine*; 121(11): 877–85.

Bravo EL (1993). Primary hyperaldosteronism: new approaches to diagnosis and management. *Cleveland*

Clinic Journal of Medicine; 60: 379–86.

Ferriss JB, Beevers DG, Brown JJ, *et al.* (1978). Clinical, biochemical and pathological features of low-renin ('primary') hyperaldosteronism. *American Heart Journal*; 95(3): 375–88.

Holland OB (1995). Primary hyperaldosteronism. *Seminars in Nephrology*; 15(2): 116–25.

Mattsson C, Young WF Jr. Primary aldosteronism: diagnostic and treatment strategies (2006). *Nature Clinical Practice Nephrology*; 2 (4):198

Russell RP, Masi AT, Ritcher ED (1972). Adrenal cortical adenomas and hypertension. *Medicine*; 51: 211–25.

Salomon MI and Tchertkoff V (1978). Incidence and role of adrenocortical tumors in hypertension. *Geriatrics*; 23(179): 184.

Weinberger MH, Grim CE, Hollifield JW (1979). Primary hyperaldosteronism; Diagnosis, localization and treatment. *Annals of Internal Medicine*; 67: 403–13.

Zavagli G, Ricci G, Gilli G, *et al.* (1999). An easy diagnostic approach to primary hyperaldosteronism. *Steroids*; 64: 296–300.

第 5 章

生活方式对血压的影响

原著　Kully Sandhu 和 Sunil Nadar

翻译　肖　宇

要点

- 患者的生活方式可影响其血压水平。
- 肥胖和缺乏体育锻炼是导致高血压的主要危险因素。
- 过度饮酒可以导致高血压。
- 精神压力也与高血压有关。
- 改变生活方式影响高血压的治疗已逐渐成为共识。

5.1　引言

在不同的人群中，高血压的发病率和患病率有着非常显著的差异。已经证实，高血压的患病率在工业化国家明显高于发展中国家。尽管在发展中国家相关的报道相对较少，但大量的研究表明，生活方式对高血压的确具有重要的影响。各国和国际健康指南的制定都已采纳这一观念，生活方式的改变已经被列入高血压的一线治疗，即使是在采用药物治疗以后，仍应保持健康的生活方式。

5.2　肥胖

肥胖问题日益严重，尤其是在欧洲和北美。肥胖问题不只局限于本土居民，也包括外来移民。体重指数（body mass

index，BMI）是体重（kg）与身高平方（m^2）的比值，是用来评估个体是否肥胖的常用指标。流行病学研究显示，BMI 与血压升高有直接关系，也就是说 BMI 越大，血压水平越高。采用 CT 的研究显示，内脏、上身的脂肪增多或向心性肥胖与高血压相关。最近的研究显示，腰围 / 臀围比与高血压或心血管疾病的风险具有更强的相关性。对于非高血压个体，保持健康的体重（BMI 约为 25 kg/m^2）和腰围（男性 102 cm，女性 88 cm）可以预防高血压的发生，对于高血压患者则可以帮助其降低血压。对基于人群数据的前瞻性协作研究进行的两个大型 meta 分析显示，BMI 的理想值还不是十分清楚。前瞻性研究协作小组得出的结论提示，BMI 在 22.5 ～ 25 kg/m^2 者的死亡率最低。然而，另一个 meta 分析得出的结论却显示超重者的死亡率最低。

目前，关于肥胖引起高血压的病理生理学机制尚未完全清楚。大量研究表明，胰岛素抵抗或许起到关键作用。胰岛素抵抗的个体具有更高的循环胰岛素水平，使交感神经活性增强，不仅导致血管平滑肌细胞增殖，而且会促进钠潴留。体重减轻 10 Ib（4.5 kg）可以帮助减少高血压的发生甚至预防高血压，体重减轻 20 Ib（9 kg）可以使血压下降 5 ～ 20 mmHg。有研究证实，随着体重的减轻，收缩压和舒张压都有所下降。基于 11 项研究的 meta 分析提示，体重下降 1 kg，收缩压将下降 1.6 mmHg，舒张压将下降 1.3 mmHg。6 项随机试验的循证医学系统回顾显示，体重减轻 4% ～ 8% 可引起收缩压和舒张压下降约 3 mmHg。另一个 meta 分析显示，体重平均下降 5.1 kg，收缩压和舒张压可分别降低 4.4 mmHg 和 3.6 mmHg；而且，体重减轻还可提高抗高血压药物的治疗效果。

5.3　饮酒

许多临床和流行病学研究已经明确了过度饮酒与血压之间的关系。在分析关于饮酒量的研究资料时，需要注意三个问题：①很多研究并没有纳入大量饮酒的患者；②很多患者倾向于瞒报其真实的饮酒量；③处于不同的社会经济群体的人群消耗酒精的种类不同，加大了分析的难度。框 5.1 总结了影响酒精对血压作用的各种因素。已证实，每日饮酒 80 g 与血压升高具有明确的相关性，尤其是在高血压患者。当停止饮酒或饮酒量减少时，血压也会随之下降，而且重要的是，如果能够坚持戒酒，则可以将血压控制在较低的水平。

对 meta 分析研究的系统性回顾提示，限制饮酒可以使收缩压和舒张压分别下降 2.7 mmHg 和 1.4 mmHg。更为危险的是，饮酒过度与心房颤动和心肌病也有关系。因此，人们可能会问，安全的饮酒量究竟是多少？目前对相关数据尚存争议。有趣的是，医师健康研究（Physicians' Health Study）报告显示，每日、每周甚至是每月定期饮酒的患者要比很少饮酒或从不饮酒的患者的心血管疾病发病率和死亡率要低；

框 5.1　影响酒精对血压作用的因素
年龄
性别
民族
饮酒量
饮酒时间
饮酒种类
饮酒习惯，如狂饮等
肥胖
吸烟
体育锻炼
生理压力

不论患者的血压水平是否达到或低于 140 mmHg/90 mmHg，都可以观察到中、低量饮酒的“益处”。该研究报告还称，每月饮酒一次可以使心血管疾病的总体死亡率降低 18%。

（美国）联合委员会关于高血压预防、监测、评估和治疗的第七次报告（Seventh Report of the Joint National Committee on the prevention，detection，evaluation，and treatment of high blood pressure，JNC-7）建议，男性每日饮用不超过两种类型的酒精性饮品，女性或酒量较小的男性每日饮用一种。英国高血压学会第四次报告（Fourth British Hypertension Society Report，BHS- Ⅳ）推荐，男性每日饮酒量不超过 3 单位、女性不超过 2 单位可预防高血压；对于高血压患者，建议男性每周饮酒量不应超过 21 单位，女性不应超过 14 单位（1 单位约等于 10 ml 纯酒精，相当于 95 ml 白酒、半品脱啤酒、25 ml 烈性酒）。坚持推荐的饮酒量可以使血压下降 2 ～ 4 mmHg。上述数据提示，少量或中度饮酒可能对血压的控制以及相关疾病的预防有益，但是，超过中度或过度饮酒则发生血压升高及脑卒中的风险增加。

已有许多调查饮酒和高血压关系的横断面人群研究（表 5.1）。在芝加哥人民天然气公司和芝加哥西部电力公司进行的前瞻性研究（表 5.2）证实了横断面研究得出的结论。干预性试验进一步明确了饮酒和血压之间的直接关系。这些研究证明，住院期间控制饮酒量的既往大量饮酒（＞ 80 g/d）受试者血压水平是下降的。

饮酒与血压之间呈现出的复杂关系尚未完全阐明。影响酒精与血压升高之间关系的各种因素总结于框 5.1。饮酒量、饮酒的持续时间和饮酒的习惯（比如酗酒、豪饮）都是重要的影响因素。饮酒量变化较小的患者血压水平相对较低。但是，目前酒精引起高血压的确切机制尚不十分清楚。

酒精刺激儿茶酚胺的大量释放被认为是饮酒引起血压升

表 5.1　酒精消费量与高血压关系的横断面调查研究

研究者（年份）	研究结果
（美国）凯萨医疗多相健康检查研究，1977 年	在 83 947 名受试者中，每日饮酒 6 次或 6 次以上者平均血压值比非饮酒者高 10.9 mmHg
Framingham 心脏研究，1983 年	在 5 209 名受试者中，重度饮酒者患高血压的发病率是其他受试者的 2 倍
INTERSALT 研究，1994 年	在年龄 20 ～ 59 岁之间的 4 626 名男性受试者和 4 647 名女性受试者中，每周饮酒 300 ～ 499 ml 者的男性平均血压值与非饮酒者相比：收缩压高 2.7 mmHg，舒张压高 1.6 mmHg

表 5.2　显示血压与酒精消费量之间关系的前瞻性研究

研究者（年份）	患者群体	研究结果
芝加哥人民天然气公司人群研究，1981 年	1 899 名男性白种人员工	“问题性饮酒者”高血压的发病率高（收缩压＞ 160 mmHg，舒张压＞ 95 mmHg）。经过 4 年随访发现，“问题性饮酒者”的血压水平比非饮酒者升高得更多
芝加哥西部电力公司研究，1981 年	1 899 名男性白种人员工	每日饮酒超过 6 杯的男性具有较高的基础血压值，4 年随访血压明显升高
美国护士研究，1990 年	58 218 名护士，随访 4 年	每日饮酒超过 20 g 的受试者发生高血压的风险显著升高，而且呈剂量依赖性
Nakayama 等，1973 年	随访 2 ～ 11 年的男性住院患者	随访发现，血压值与基础饮酒量有关
Framingham 心脏研究，1983 年		增加饮酒量的受试者血压水平更高

高的一个主要原因。一些学者认为，对于大量饮酒的患者来说，在饮酒间期“间隔性戒断”导致了交感神经的兴奋，引起儿茶酚胺释放增加。此外，其他一些机制也参与其中，包括血浆皮质醇水平增加、血管敏感性增加和内皮功能紊乱。也有研究认为，酒精对血压升高的作用与遗传易感性有关。

5.4 体育运动

横断面研究表明，与不参加体育锻炼的受试者相比，进行规律性体育活动的受试者的血压水平大约低 5 mmHg。对 29 项随机对照试验进行的 meta 分析表明，坚持进行 4 周或更久的有氧运动训练计划的男、女受试者可使收缩压降低 4.7 mmHg、舒张压降低 3.1 mmHg。高血压预防试验指出，3 年内体重减少 4% 可使收缩压下降 2.4 mmHg，舒张压下降 1.8 mmHg。运动能够帮助减轻体重，增加胰岛素敏感性和提升总体健康水平。

体育活动对血压和总体心血管疾病发病风险具有重要影响。许多临床试验证明，增加体育运动可以降低血压。尽管目前还不确定何种运动的效果更好，但大部分测试对象进行的主要是有氧运动，即节奏感较强的大肌肉群运动，如跑步、骑单车、快走和游泳，这类运动可使心率增加。Meta 分析发现，体育活动可以降低所有人群的收缩压和舒张压，但对老年患者的舒张压没有明显影响。这种运动引起的血压降低在血压正常的患者身上也可以观察到。而动态性运动，如负重训练，并不能降低血压或减少心血管疾病的发生。观察显示，每周进行 3 次体育锻炼似乎已达到较好的效果。这一理论在目前的健康指南中已有体现，专家建议每周至少进行中等强度的体育运动 3 次，每次时间至少持续 30 分钟。中等强度的体育锻炼是指可引起相应年龄预期最高心率值

（220 －年龄）升高 50% ～ 70% 的运动。找到患者喜欢的体育项目是坚持进行运动的关键。

5.5　心理压力及焦虑

心理因素在保持个体身心健康中具有重要作用，其中主要的心理因素包含广义的“压力”。“压力”一词有许多内涵，在不同的情况下其含义也不同。许多原因都可以导致心理压力的产生，如人际关系、社会经济因素、工作压力等。研究已表明，长期处于压力状态下的个体其高血压的发病率较高。压力导致交感神经活性增强，随之，儿茶酚胺类激素释放增多，这一变化常常是此类患者血压升高的原因。多种形式的冥想，如重复一个词或句子、特定的身体动作或姿势，加之呼吸方式的调整，都可以帮助患者获得内心的平静、超然以及注意力集中。一项设计合理且充分保证基础血压测量准确的研究显示，冥想能够降低血压，但是，这与其他研究的结果还不完全一致。对 220 名患者进行了长期随访的两项试验结果表明，超然冥想甚至可以降低高血压患者的死亡率。冥想可能还会产生其他益处，而且没有不良作用（除外伴有精神疾病的患者）。

5.6　吸烟

吸烟是公认的心血管疾病的危险因素。但是，最近的研究还显示，吸烟具有升压效应，可以使日间的动态血压升高。烟草中的尼古丁可以提高交感神经兴奋性，使肾上腺素和去甲肾上腺素释放增多。与安慰剂组相比，吸烟组的收缩压升高了 4 mmHg，舒张压升高了 3 mmHg。吸烟的高血压患者的心血管疾病发病率要高于不吸烟的高血压患者。研究也显示，吸烟的男性高血压患者不仅缺血性和出血性脑卒中的发病率升高，而且其风险系数与吸烟数量密切相关。为了降低血压和心血管疾病风险，戒烟是调整生活方式的一个必要内容。

5.7 饮食习惯

饮食是群体差异的主要因素之一，也因此对不同人群的血压水平产生重要影响。

水果和蔬菜：研究显示，饮食文化中以素食为主的人群血压水平通常较低。同样，在工业化国家，素食人群的平均血压水平要比相对非素食人群的平均血压水平低。所谓的地中海饮食，富含水果和蔬菜，可能与较低的血压水平相关。实际上，膳食控制高血压研究（Dietary Approaches to Stop Hypertension，DASH）发现，此类饮食几乎与单一降压药物具有相同的降压效果。

钾：关于盐与高血压的国际性研究（The International Study of Salt and Blood Pressure，INTERSALT）证实，尿钾排出增多与相对较低的血压水平相关。富含水果和蔬菜的饮食中钾的含量比较高，这一点可以解释此类饮食产生的降压效果。这一现象的确切机制尚不清楚，可能是钾摄入的增加影响了钠的排泄，因此导致了血容量的变化。

钠：来自动物实验、临床试验和流行病学调查的大量数据表明，钠摄入增加可以导致血压升高。钾摄入增加可部分抵消钠对血压的作用，防止出现急剧的血压升高。INTERSALT 对 32 个国家、超过 10 000 名男性和女性受试者进行了调查，结果发现，钠摄入量与血压水平高度相关，在钠摄入量＜100 mmol/d 的群体中，血压的平均值可降低 10 mmHg/6 mmHg。但具体的机制尚未明确，可能的原因是：钠摄入量增加可导致体液潴留，引起容量负荷增加进而使血压升高。

主要参考文献

Chobanian AV, Bakris GL, Black HR, *et al.* (2003). Seventh report of the Joint National Committee on Prevention, Detection, Evaluation, and Treatment of High Blood Pressure. *Hypertension*; 42: 1206–52.

Flegal KM, Kit BK, Orpana H, *et al.* (2013). Association of all-cause mortality with overweight and obesity using standard body mass index categories. A systematic review and meta-analysis. *JAMA*; 309: 71–82.

Jordana J, Yumukb V, Schlaich M, *et al.* (2012) Joint statement of the European Association for the Study of Obesity and the European Society of Hypertension: obesity and difficult to treat arterial hypertension. *Journal of Hypertension*; 30: 1047–55.

Kawano Y, Abe H, Takishita S, *et al.* (1998). Effects of alcohol restriction on 24-hour ambulatory blood pressure in Japanese men with hypertension. *American Journal of Medicine*; 105(4): 307–11.

Kurth T, Kase CS, Berger K, *et al.* (2003) Smoking and the risk of hemorrhagic stroke in men. *Stroke*; 34: 1151–55.

Norris SL, Zhang X, Avenell A, *et al.* (2005). Long-term non pharmacological weight loss interventions for adults with pre-diabetes. *Cochrane Database Systematic Reviews*; CD005270.

Prospective Studies Collaboration (2009). Body-mass index and cause-specific mortality in 900 000 adults: collaborative analyses of 57 prospective studies. *Lancet*; 373: 1083–96.

Shaw K, Gennat H, O'Rourke P, *et al.* (2006). Exercise for overweight or obesity. *Cochrane Database Systematic Reviews*; CD003817.

The Task Force for the management of arterial hypertension of the European Society of Hypertension (ESH) and of the European Society of Cardiology (ESC) (2013). 2013 ESH/ESC Guidelines for the management of arterial hypertension *European Heart Journal*; 34, 2159–219

Whelton SP, Chin A, Xin X, *et al.* (2002). Effect of aerobic exercise on blood pressure: a meta-analysis of randomized, controlled trials. *Annals of Internal Medicine*; 136: 493–503.

Xin X, He J, Frontini MG, *et al.* (2001). Effects of alcohol reduction on blood pressure: a meta-analysis of randomized controlled trials. *Hypertension*; 38: 1112–27.

Yamagishi K, Iso H, Kitamura A, *et al.* (2003). Smoking raises the risk of total and ischemic strokes in hypertensive men. *Hypertension Research*; 26: 209–17.

第 6 章

高血压的诊断和筛查

原著 Sunil Nadar
翻译 肖 宇

要点

- 仅单次测量血压水平升高不能诊断为高血压。
- 动态血压监测可帮助确诊真性高血压而排除“白大衣高血压”。
- 高血压的筛查包括评估靶器官损害，以排除引起继发性高血压的原因。
- 继发性高血压的检查只能在高度临床怀疑的情况下进行。
- 高血压患者的评估应包括心血管疾病风险的全面评估。

6.1 引言

高血压已被确认是心血管疾病的危险因素。然而，对判断异常血压（高血压）和正常血压的临界值以及可以定义为高血压的血压水平还存在争议。不过，血压作为一个连续变量，不会有一个精确的临界值。同样，就心血管疾病的发病风险而言，即使某些个体血压水平相对较低，当同时存在其他危险因素时，仍可使其发病风险增加。从实用性角度出发，高血压可以定义为：为预防心血管和脑血管事件发生而必须采取措施使其降低的血压水平。

6.2 血压分级标准

JNC-7 提出了已被广泛接受的分级标准。欧洲高血压学会（European Society of Hypertension，ESH）和英国高血压学会（British Hypertension Society，BHS）制定的分级修订版在全球范围内也已被广泛应用。以上两个分级标准的详细对比见表 6.1。ESH 最新版指南（2013）并未对 2007 年和 2003 年做出的分级标准进行修订。

JNC-7 对“前期高血压”进行了分级。在流行病学研究数据显示的高血压分级中，比较重要的一点是，之前被纳入“正常高值”范围的人群，随着年龄的增长，发展为高血压的概率非常大。JNC-7 强调，他们并不认为这是对一个疾病的分类，而是希望借此鉴别出将发展为高血压的高危个体，从而提示患者本人及其主治医师能够进行积

表 6.1 参照英国高血压学会（BHS）和欧洲高血压学会（ESH）指南的血压分级标准

分类	收缩压（mmHg）	舒张压（mmHg）	JNC-7 分类
理想值	＜120	＜80	正常
正常值	＜130	＜85	高血压前期
正常高值	130～139	85～89	高血压前期
高血压 1 级（轻度）	140～159	90～99	1 阶段高血压
高血压 2 级（中度）	160～179	100～109	2 阶段高血压
高血压 3 级（重度）	＞180	＞110	2 阶段高血压
单纯收缩期高血压 1 级	140～159	＜90	
单纯收缩期高血压 2 级	＞160	＜90	

JNC-7：（美国）联合委员会关于高血压预防、监测、评估和治疗的第七次报告（Seventh Joint National committee on detection，evaluation，and treatment of high blood pressure）

极的干预以延缓高血压的发生。对于“前期高血压人群”，JNC-7 不建议进行药物治疗，而主张采取严格的生活方式调整措施。

6.3　高血压测量

因为血压水平是诊断高血压的基础，所以对血压进行标准化的测量非常重要。框 6.1 和表 6.2 列出了常用的高血压测量指南。

多种因素可以影响血压的测量，包括：

- 测量时间：血压值在一天中会发生周期性变化
- 场景：在医院环境下，血压的测量值通常偏高，尤其

框 6.1　血压的标准化测量

患者情况

- 测量前至少静坐 5 分钟，手臂暴露、放置于心脏水平，采用坐位，背靠座椅
- 测量前 30 分钟不能饮用咖啡或吸烟

设备

- 精确校准仪器
- 袖带气囊至少环绕 80% 的上臂围，并且至少要覆盖上臂全长的 2/3（气囊过小可导致读数偏高）

技巧

- 应使用钟形听诊器
- 避免外部压力
- 每次检查至少测量 2 次数值，2 次测量间隔时间至少 5 分钟
- 连续检查 3 次，每次检查间隔 1 周
- 袖带充气值应至动脉脉搏消失点之上 20 mmHg 处
- 袖带排气速度应控制在每秒 3 mmHg
- 记录柯氏音第 5 音——声音消失（对于儿童，记录第 4 音或声音转为低沉）

表 6.2 袖带推荐尺寸

	气囊宽 × 长（cm）	上臂围（cm）
体型小的成年人 / 儿童	12×18	＜23
体型标准的成年人	12×26	＜33
体型大的成年人	12×40	＜50
成人大腿	20×42	＜53

是当测量者为医生而不是护士时

- 环境：诊室温度可以影响测量值
- 手动血压计：过高的环境噪声会影响柯氏音的听诊效果
- 袖带放气过快
- 近期摄入咖啡因或吸烟
- 饮酒
- 体力活动（包括去医院就诊等）
- 压力（如驾车去医院、没有停车位等）

诸多因素可以影响血压测量的准确性，因此，对高血压患者的诊断应非常谨慎。单独一次血压测量值偏高不足以诊断为高血压。在明确诊断患者为高血压以及开始进行终身治疗之前，要求多次重复测量血压或应进行动态血压监测。

血压具有昼夜节律性变化。血压值在夜间明显下降，可比日间的血压下降 15%。这种现象与类固醇等激素分泌的昼夜节律性及夜间交感神经活动下降有关。此外，夜间血压下降可能也与睡眠以及夜间活动减少有关，卧床的患者没有夜间血压明显下降的现象，而是仅表现为血压轻度降低约 5%。

患者无夜间血压下降的现象称为“非杓型”血压，而表现为夜间血压下降的血压则称为“杓型”血压。下列原因与“非杓型”血压相关：

- 老年患者
- 认知功能障碍

- 肥胖
- 糖尿病
- 内皮功能障碍
- 肾功损伤
- 左心室肥厚（left ventricular hypertrophy，LVH）

“非杓型”血压是心血管疾病的高危因素。但研究也证实，患者夜间血压下降幅度过大，尤其是伴有左心室肥厚者，其心血管疾病的发生风险也将提高。

6.4　白大衣高血压

白大衣高血压（white-coat hypertension）指在医院或诊室环境中测量血压时血压值相对升高（达到高血压诊断标准，＞140 mmHg/90 mmHg），而在其他环境中测量血压时血压值＜135 mmHg/85 mmHg 的现象。如前所述，包括高血压患者在内，在诊室内，大部分患者的血压测量水平会偏高——这就是所谓的“白大衣效应”。但是，真正的“白大衣高血压”患者离开诊室后其血压水平可以恢复到正常范围。

准确识别“白大衣高血压”非常重要，因为由此可以排除这些患者进行抗高血压治疗的必要性。然而，关于此类患者的预后和心血管疾病风险评估方面的数据尚存争议。影响预后的主要决定性因素在于是否存在其他心血管危险因素，例如，糖尿病、肥胖和吸烟等，因此，应积极指导这类患者调整生活方式。

6.5　动态血压监测

动态血压监测（ambulatory blood pressure monitoring，ABPM）指在患者正常进行日常活动的同时，通过标准化仪器自动记录其 24 小时的血压水平。在白天，记录仪通常设定为每 15 ～ 60 分钟读取一次数值；而在夜间，一般 2 小时记录一次。ABPM 对于排除“难治性”高血压患者的“白大衣效应”以及实际上血压正常的患者具有重要意义。ABPM 也可以用于监测治疗效果以及鉴定“构型”和“非构型”血压。另外，研究显示，ABPM 结果与左心室肥厚和颈动脉中层厚度增加等靶器官损害（target organ damage，TOD）的相关性比在普通诊室测量要高。Meta 分析也显示，ABPM 是比诊室测量更为敏感的心血管疾病风险的预警指标。

6.6 高血压患者的临床评估

一旦高血压的诊断明确，必须对患者进行全面的临床检查，以寻找可能引起继发性高血压的病因；同时要对患者进行是否存在 TOD 的评估。高血压患者的临床评估包括以下方面：

- 视网膜检查：排除高血压性视网膜病变
- 测量双侧上肢和下肢的血压，检查是否存在股动脉脉冲延迟，排除主动脉狭窄
- 听诊是否有肾动脉杂音
- 腹部肾触诊
- 通过心电图或超声心动图排查左心室肥厚和心房颤动
- 测定尿蛋白质

6.7 辅助检查

对于已确诊的高血压患者，其临床检查的原则是相同的，其目的也是寻找 TOD 和排除继发性高血压。

实验室检查包括：

- 心电图
- 超声心动图

- 蛋白尿
- 血尿素和电解质测定

只有高度怀疑为继发性高血压时，才需要进行相关检查，例如，年轻患者、难以控制的高血压以及恶性高血压。所有指南都认为，对全部高血压患者进行继发性高血压相关检查的意义不大，因为继发性高血压只占高血压患者群体的一小部分。各种类型的检查（框 6.2）将在特定的章节进行详细讨论。

框 6.2　继发性高血压相关检查

激素测定

- 皮质醇
- 尿 3- 甲氧基肾上腺素
- 尿皮质类固醇激素
- 尿香草基杏仁酸
- 血浆肾素活性

影像学检查

- 超声心动图
- 肾和肾上腺超声
- 肾和肾上腺计算机断层扫描
- 肾动脉多普勒超声
- 肾血管造影片
- 肾磁共振成像

6.8　心血管疾病风险评估

血压水平与心血管事件之间存在密切的因果关系，并且两者之间的相关性独立于其他因素。血压水平越高，心脏疾病、心力衰竭、脑卒中和肾疾病的发生率越高。Framingham 冠状动脉性心脏病风险评分表（表 6.3 和 6.4）或英国学会联合会（Joint British Societies，JBS）的心血管疾病风险预测表

表 6.3 男性 Framingham 冠状动脉性心脏病发生风险评分表

年龄	评分	总胆固醇	20～39岁评分	40～49岁评分	50～59岁评分	60～69岁评分	70～79岁评分
20～34	－9	＜160	0	0	0	0	0
35～39	－4	160～199	4	3	2	1	0
40～44	0	200～239	7	5	3	1	0
45～49	3	240～279	9	6	4	2	1
50～54	6	≥280	11	8	5	3	1
55～59	8						
60～64	10		20～29岁评分	40～49岁评分	50～59岁评分	60～69岁评分	70～79岁评分
65～69	11						
70～74	12						
75～79	13	不吸烟	0	0	0	0	0
		吸烟	8	5	3	1	1
HDL	评分	收缩压		未治疗		治疗	
≥60	－1	＜120		0		0	
50～59	0	120～129		0		1	
40～49	1	130～139		1		2	
＜40	2	140～159		1		2	
		≥160		2		3	
		总评分	10年风险率		总评分	10年风险率	
		＜0	＜1%		11	8%	
		0	＜1%		12	10%	
		1	＜1%		13	12%	
		2	＜1%		14	16%	
		3	＜1%		15	20%	
		4	＜1%		16	25%	
		5	2%		≥17	≥30%	
		6	2%				
		7	3%				
		8	4%				
		9	5%				
		10	6%				

表 6.4　女性 Framingham 冠状动脉性心脏病发生风险评分表

年龄	评分	总胆固醇	20～39岁评分	40～49岁评分	50～59岁评分	60～69岁评分	70～79岁评分
20～34	－7	＜160	0	0	0	0	0
35～39	－3	160～199	4	3	2	1	1
40～44	0	200～239	8	6	4	2	1
45～49	3	240～279	11	8	5	3	2
50～54	6	≥280	13	10	7	4	2
55～59	8						
60～64	10		20～29岁评分	40～49岁评分	50～59岁评分	60～69岁评分	70～79岁评分
65～69	11						
70～74	14						
75～79	16	不吸烟	0	0	0	0	0
		吸烟	9	7	4	2	1
HDL	评分	收缩压		未治疗		治疗	
≥60	－1	＜120		0		0	
50～59	0	120～129		1		3	
40～49	1	130～139		2		4	
＜40	2	140～159		3		5	
		≥160		4		6	
		总评分	10年风险率		总评分	10年风险率	
		＜9	＜1%		20	11%	
		9	1%		21	14%	
		10	1%		22	17%	
		11	1%		23	22%	
		12	1%		24	27%	
		13	2%		≥25	≥30%	
		14	2%				
		15	3%				
		16	4%				
		17	5%				
		18	6%				
		19	8%				

可帮助医生和患者快速了解高血压治疗的益处。对表中其他危险因素的治疗也很重要，而且应该遵照现有的指南控制与总体心血管疾病风险有关的各种因素。

主要参考文献

National high blood pressure education coordinating committee (1990). National high blood pressure education programme working group report on ambulatory blood pressure monitoring. *Archives of Internal Medicine*; 150: 2270–80.

Chobanian AV, Bakris GL, Black HR, *et al*. (2003). National Heart, Lung, and Blood Institute Joint National Committee on Prevention, Detection, Evaluation and Treatment of High Blood Pressure; National High Blood Pressure Education Program Coordinating Committee. *Hypertension*; 42:1206–52

Williams B, Poulter N, Brown MJ, *et al*. (2004). British hypertension society guidelines for hypertension management 2004 (BHS-IV); Summary, *British Medical Journal*; 328: 634–40.

The Task Force for the management of arterial hypertension of the European Society of Hypertension (ESH) and of the European Societyof Cardiology (ESC)(2013). 2013 ESH/ESC Guidelines for the management of arterial hypertension. *European Heart Journal*; 34, 2159–230230

第二部分

高血压的并发症

第 7 章

高血压——心血管疾病的危险因素

原著　Rajesh Nambiar
翻译　肖　宇

要点

- 高血压是一个重要的心血管危险因素。
- 高血压常与其他心血管危险因素同时存在。
- 高血压的治疗可降低未来心血管疾病的发生风险。

7.1　引言

高血压是常见的影响冠状动脉疾病（coronary artery disease，CAD）、脑血管疾病、外周动脉疾病和心力衰竭发生发展的独立危险因素。高血压在动脉粥样硬化疾病的发展过程中发挥至关重要的作用。高血压使动脉粥样硬化的发生风险增加 2 ～ 3 倍。心脑血管疾病发生风险和高血压的相关性发现于长期前瞻性流行病学研究——Framingham 心脏研究。

7.2　问题的重要性

尽管已推行早期发现、早期评估和早期治疗等防治措施，高血压的患病率和发病率仍然很高。高血压是心血管疾病最重要的危险因素，其患病率在不断增长，而且不易于控制。Laws 及其同事报道称，总体上 80% 的高血压患者来自低收入及中等收入人群。在美国，高血压的患病率从1990年的24.4%增加至2004年的28.9%，主要归因于人口老龄化和肥胖化。高血压患病率随着年龄增长而增加，并且黑种人的患病率高于白种人。值得注意的是，研究还证实，舒张压超过90 mmHg的黑种人冠心病患者的死亡率低于白种人，但脑血管疾病的死亡率相对较高。在美国，墨西哥血统的西班牙裔人群的高血压患病率低于白种人。前瞻性协作研究分析了特定年龄的缺血性心脏病（ischaemic heart disease，IHD）的死亡率与血压的相关性，结果表明，女性的相关性只略微高于男性，因而推断在血管性疾病的死亡率中，性别差异不大。在美国，女性中收缩压高于140 mmHg者的比例较高。

7.3 高血压与其他心血管危险因素

高血压倾向于与其他代谢性危险因素同时存在，例如，血脂异常、葡萄糖耐量降低、向心性肥胖、高胰岛素血症和高尿酸血症。在总体人群中，高血压作为独立危险因素存在的比例不足20%。Framingham心脏研究显示，大约60%的高血压患者具有两项或更多的危险因素（表7.1）。心血管疾病死亡率增加与高血压和其他危险因素的协同作用有关。高血压合并血脂异常、葡萄糖耐量降低、高胰岛素血症、肥胖

表7.1 Framingham心脏研究中，年龄在18～65岁之间的高血压患者存在的其他心血管疾病的危险因素

危险因素数量	存在的危险因素（%）	
	男性	女性
0	24.4	19.5
1	29.1	28.1
2或更多	46.5	52.4

症以及左心室肥厚的主要原因包括胰岛素抵抗和交感神经兴奋性增高。在 Framingham 心脏研究中，与高血压相关的危险因素主要是肥胖和随之而来的体重增加。体重增加 2.25 kg 就会导致发生动脉粥样硬化的风险增加 30%。

7.4　心血管危害

高血压可以促进冠状动脉疾病、脑卒中和外周动脉疾病的发生。与相同年龄血压正常的个体相比，高血压患者发生心血管事件的概率增高 2 ～ 4 倍。其中，风险比最高的是心力衰竭和脑卒中；然而，由于冠心病在总体人群中的发病率较高，是高血压最常见的危害。

高血压在动脉粥样硬化形成中发挥了重要作用，因此，降低血压可以防止或减缓有发病倾向的血管床形成动脉粥样硬化。心血管疾病的风险与血压增高值成正比。在 40 ～ 70 岁年龄人群，当收缩压升高 20 mmHg 或舒张压升高 10 mmHg 时，心血管疾病的发生风险将增加 2 倍。

血压正常高值（130 ～ 139 mmHg/85 ～ 89 mmHg）可使男性和女性心血管疾病的发病率分别提高 2.5 倍和 1.6 倍。大部分的心血管疾病归因于高血压 1 级（140 ～ 159 mmHg/90 ～ 99 mmHg），这是在高血压严重程度分级中最为普遍的阶段。

7.5　收缩期高血压

心血管疾病的发生风险随收缩压的升高而逐渐增加。Framingham 心脏研究表明，单纯收缩期高血压患者的冠心病、脑卒中和外周动脉疾病的发病率较高，主要归因于动脉顺应性发生改变。在年轻人中，常见的单纯舒张期高血压尚无重大的临床意义。对于单纯收缩期血压升高以及收缩期和舒张期血压同时升高的患者，治疗能降低心血管疾病的发生风险。

7.6 左心室肥厚

高血压是左心室肥厚的重要原因。人群研究表明，对于高血压患者来说，左心室肥厚是心血管疾病发生的不良预兆。心电图检查的结果显示，左心室质量增加和左心室肥厚严重程度的增加伴随心血管事件发生风险的逐渐升高。左心室质量每增加 39 g/m^2 会使心血管事件发生风险增加 40%。高血压在心力衰竭的发展中起着重要作用。在心力衰竭病例中，通过心电图可检测到 20% 的患者伴有左心室肥厚，通过超声心动图可发现 60% ～ 70% 的患者伴有左心室肥厚。积极控制血压能够防止左心室肥厚的发展，甚至能使其逆转或复原。大量的临床试验证明，左心室肥厚的复原与血压控制密切相关。然而，氯沙坦减少高血压终点事件干预研究（Losartan Intervention for Endpoint Reduction in Hypertension，LIFE）显示，不同药物对左心室肥厚复原的作用是不同的。

包括 Framingham 心脏研究在内的各项研究显示，改善左心室肥厚能够降低心血管疾病的发生风险。心脏结局预防评估研究（Heart Outcomes Prevention Evaluation，HOPE）应用血管紧张素转化酶抑制剂（ACEI）——雷米普利——对 8 281 例患者进行治疗，观察其是否能够防止高危患者左心室肥厚的发展或促进左心室肥厚的复原。结果表明，积极的药物治疗可抑制或逆转左心室肥厚，而安慰剂组患者的左心室肥厚未能得到缓解而持续进展。预防或逆转左心室肥厚能使心血管疾病风险降低 25%。经过预防或逆转左心室肥厚相关治疗的患者，其发展为心力衰竭的风险明显降低。

左心室肥厚还能增加猝死的风险，其机制可能与室性心律失常、心力衰竭、脑卒中等有关。第 9 章将对左心室肥厚进行更为详尽的讨论。

7.7 结论

高血压对心血管疾病的发病率和死亡率具有重要影响。降压药治疗可以使脑卒中的发病率降低 35% ～ 40%，使心肌梗死的发病率降低 20% ～ 25%，使心力衰竭的发病率至少降低 50%。对于经过门诊多次重复测量血压而确诊为高血压的患者，应积极进行相应治疗。内科医生应使每位患者知晓他们的血压水平和目标血压值。收缩压水平是风险评估和治疗必要性的关注焦点。高血压通常与血脂异常、糖耐量降低、高尿酸血症和肥胖症等代谢性风险密切相关，因此，在积极抗高血压治疗的同时应对上述危险因素进行全面评估。

主要参考文献

1988 Joint National Committee on detection, evaluation and treatment of high blood pressure (1988). The 1988 report of the Joint National Committee on detection, evaluation and treatment of high blood pressure. *Archives of Internal Medicine;* 148: 1023–38.

Belanger A, Cupples LA, D'Agostino RB (1988). *Means at each examination and inter-examination consistency of specified characteristics: Framingham Heart Study: 30-year follow-up*. US Dept of Health and Human Services, Washington DC. Public Health Service, National Institutes of Health document 80–2970.

Kannel WB, Dannenberg AJ, Levy D (1987). Population implications of electrocardiographic left ventricular hypertrophy. *American Journal of Cardiology;* 60: 851–931.

Kannel WB (1991). Epidemiology of essential hypertension: the Framingham experience. *Proceedings of the Royal College of Physicians Edinburgh;* 21: 273–87.

Levy D, Salomon M, D'Agostino RB, *et al.* (1994). Prognostic implications of baseline electrocardiographic features and their serial changes in subjects with left ventricular hypertrophy. *Circulation;* 90(4): 1786–93.

Lewington S, Clarke R, Qizilbash N, *et al.* (2002). Age-specific relevance of usual blood pressure to vascular mortality. *Lancet;* 360: 1903–13.

Mathew J, Sleight P, Lonn E, *et al.* For the Heart Outcomes Prevention Evaluation (HOPE) Investigators (2001). Reduction of cardiovascular risk by regression of electrocardiographic markers of left ventricular hypertrophy by the angiotensin-converting enzyme inhibitor ramipril. *Circulation;* 104: 1615–21.

Prospective studies collaboration, Lewington S, Whitlock G, Clarke R, *et al.* (2007). Blood cholesterol and vascular mortality by age, sex, and blood pressure: a meta-analysis of individual data from 61 prospective studies with 55,000 vascular deaths. *Lancet;* Dec 1; 370(9602): 1829–39.

Sundstrom J, Arima H, Jackson R. For the Blood pressure Lowering Treatment Trialists Collaboration (2014). Effects of blood pressure reduction in mild hypertension: A systematic review and meta analysis. *Annals of Internal Medicine*; December (Epub)

Turnbull F. (2003). Blood pressure lowering trialists collaboration (2003) Effects of different blood-pressure-lowering regimens on major cardiovascular events: results of prospectively-designed overviews of randomised trials *Lancet;* 8; 362(9395): 1527–35.

Vasan RS, Larson MG, Leip EP, *et al.* (2002). Residual life-time risk for developing hypertension in middle-aged women and men. The Framingham Heart Study. *Journal of American Medical Association;* Feb 27; 287(8): 1003–10.

第 8 章

高血压的靶器官损害

原著　Sunil Nadar

翻译　赵红晔

要点

- 高血压与血栓前状态密切相关。
- 血小板激活、内皮功能障碍以及血管生成的改变，在高血压靶器官损害的病理生理过程中发挥重要作用。
- 靶器官损害包括微血管损伤（视网膜病变、肾病、血管性老年痴呆症）和大血管损伤（脑卒中和心肌梗死）。
- 良好的血压控制有助于延缓靶器官损害的发生。

8.1　引言

高血压是心血管疾病的重要危险因素之一。早在 20 世纪 70 年代，高血压在动脉粥样硬化发病机制中的重要作用就已被证实，新近的研究则进一步证实了降低血压在预防心脑血管疾病中的重要意义。

高血压会影响特定的器官而引起靶器官损害（target organ damage，TOD）。除了上面提到的动脉粥样硬化性血管疾病，还包括肾衰竭、视网膜病变、血管性痴呆，左心室肥厚等。除了血压的直接影响之外，高血压还可以通过多种病理生理过程引起 TOD（详见第 2 章）。

例如，高血压与血液凝固、血小板和血管内皮细胞的异常密切相关，而上述变化会导致血栓的形成或高凝状态。这一机制可以解释为什么高血压时血管暴露在高压之下，其主要并发症却是血栓性疾病（心肌梗死和脑卒中），而不是出血性疾病。此外，肾素-血管紧张素-醛固酮系统、金属蛋白酶、利尿肽等也参与 TOD 的发生。左心室肥厚是一种非常重要的 TOD，在第 9 章将单独介绍。

8.2　高血压性视网膜病变

血压长期得不到控制的高血压患者常会伴有高血压性视网膜病变，高血压引起的眼部病理改变多发生在视网膜、视盘和脉络膜循环，其中视网膜（高血压性视网膜病变）的病变是最常见的早期变化。高血压性视网膜病变有许多种分类方法，包括较为完善的 Keith-Wagener-Barker 分类法和 Scheie 分类法。Keith-Wagener-Barker 分类法首次将视网膜病变与血压关联起来（表 8.1），而 Scheie 分类法则是一种根据眼底检查结果进行分类的方法（改良的 Scheie 分类法，见框 8.1）。

表 8.1　Keith-Wagener-Barker 分类法

	检眼镜检查所见	临床相关症状
1 级	视网膜小动脉轻微狭窄、硬化症和迂曲	轻度无症状高血压
2 级	视网膜小动脉狭窄、局灶性收缩、硬化症和动静脉局部狭窄	血压持续性升高，少有高血压症状
3 级	视网膜棉絮斑和出血	血压更明显的持续性升高，且有高血压症状，如头痛、眩晕等
4 级	除上述症状外，还有视盘水肿和 Elschnig 斑	持续性血压升高，有头痛、视觉障碍、脑损伤和肾损伤

框 8.1　改良的 Scheie 分类法

0 级	无任何改变
1 级	视网膜轻微的小动脉狭窄
2 级	视网膜明显的小动脉狭窄和局灶性
3 级	2 级的症状＋视网膜出血和（或）渗出
4 级	3 级的症状＋视神经水肿（恶性高血压）

以上两种分类法均未考虑到高血压的严重程度及进展。高血压性视网膜病变两级分类法是一种新的、更为简单的分类法，它将高血压性视网膜病变分为非恶性视网膜病和恶性视网膜病两类。

高血压时，最常见的眼部表现是视网膜小动脉狭窄。年轻患者的视网膜小动脉收缩是由自身调节引起的（详见下文），而老年患者的血管管腔的纤维化和血管硬化会阻碍视网膜小动脉同等程度的收缩。在视网膜小动脉跨过视网膜小静脉的部位，静脉的压迫可引起动脉局部狭窄。此外，还可有棉絮斑（轴浆运输中断所引起的神经层微梗死）、点状出血和火焰状出血等变化（图 8.1）。

在正常情况下，当血压发生变化时，机体内存在着许多保持视网膜血流量相对恒定的反馈机制：当灌注压发生变化时，视网膜血管通过调节血管的收缩和舒张，可以保持其血流量的相对恒定。然而，当伴有高血压时，内皮衍生因子（内皮素、血栓素 A2 等）的变化会导致这些反馈机制的破坏，进而导致水肿和纤维化。恶性高血压患者会出现视盘水肿，同时，血管痉挛还会引起渗出，最终导致视网膜深部的毛细血管前微动脉的坏死和局灶性渗出。

8.3　认知功能障碍 / 血管性痴呆

在一些流行病学和治疗研究中，血压和认知功能障碍之

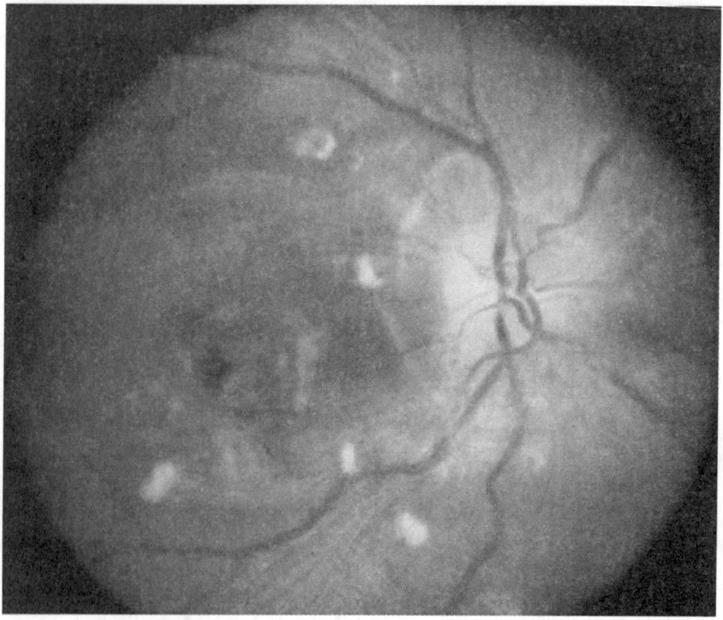

图 8.1 眼底检查显示恶性高血压性改变与视盘水肿、出血、梗死（棉絮斑）和小动脉收缩

间的负相关已被证明。Framingham 心脏研究第一次证明了注意力和记忆力与高血压患者的血压水平和高血压持续时间之间呈负相关。随后的一些大型流行病学研究也证实了这一结论，但其相关机制尚未阐明。高血压是动脉粥样硬化、脑卒中或脑梗死的危险因素，而动脉粥样硬化、脑卒中或脑梗死又可能导致认知能力下降。在尚未出现明显的脑血管意外或脑卒中时，认知障碍可能是血管闭塞的结果。高血压患者丘脑核的体积较小，小脑和颞叶脑脊液的容积较大。

欧洲收缩期高血压研究（Systolic Hypertension in Europe，SYST-EUR）是最早证明降压治疗对认知功能障碍进展具有保护作用的研究之一。培哚普利预防卒中复发研究（Perindopril Protection Against Recurrent Stroke Study，PROGRESS）和

老龄人群认知功能障碍与预后研究（Study on Cognition and Prognosis in the Elderly，SCOPE）也证实了这一结论。已有研究显示，抗高血压治疗可以减少脑白质磁共振成像改变的发生。

8.4　高血压性肾病

肾疾病与高血压的关系密切，肾疾病可能是导致高血压的直接原因，而高血压也可以引起肾疾病。流行病学研究显示，肾衰竭导致高血压更为常见，但高血压是否可以引起肾疾病则存在争议。现已证实，恶性高血压可导致进行性肾衰竭，其机制与高血压性视网膜病变相似：根据灌注压的变化，肾小球血管可通过血管收缩或舒张自动地调节肾血流量，以保持肾小球实际灌注量相对恒定；而长时间的灌注压升高可以导致显著的血管收缩，造成肾小球局部损伤，进而导致肾小球坏死，出现微量蛋白尿；如果不及时治疗，则会导致严重的蛋白尿。非终末期的肾衰竭也可能引起肾动脉的动脉粥样硬化，从而导致灌注量下降。

左心室肥厚时，微量蛋白尿与心血管事件的发生密切相关。试验表明，严格控制高血压使微量白蛋白尿逆转可以减少心血管事件的发生。

8.5　相关分子机制

如前所述，高血压可引起多器官系统的变化，其发病机制十分复杂，涉及许多因素之间的相互作用，尚未发现其中哪一种因素的作用最为重要。

8.5.1　内皮细胞的改变

现已证实，高血压时广泛存在着血管内皮细胞的活化。

血管内皮细胞的激活会引起促凝因子和炎症因子生成增加，且与内皮细胞血管舒张作用减弱、前炎症状态以及凝血酶原的性质有关。持续暴露于高压血流下的内皮细胞，受到炎症介质以及黏附的中性粒细胞和血小板的影响，开始变得功能异常。“功能失调”（或“损坏”或“激活”）的内皮细胞则会建立起一种恶性循环，因而一氧化氮和内皮素的生物利用度发生变化，血压往往会持续升高。

激活的内皮细胞会引起一系列的变化，包括一氧化氮活性下降，内皮素水平升高，组织型纤溶酶原激活剂（tissue plasminogen activator，tPA）、纤溶酶原激活物抑制剂（plasminogen activator inhibitor，PAI）以及血管紧张素转化酶水平的升高。

内皮功能障碍与许多心血管疾病的危险因素相关，例如，衰老、绝经、高胆固醇血症、糖尿病、吸烟、同型半胱氨酸增高症和高血压；另外，冠状动脉粥样硬化时，也可检测到内皮功能障碍。现已证实，上述危险因素的叠加可导致内皮依赖性血管舒张功能的进一步衰退。

在内皮细胞活化所造成的影响中，一氧化氮的变化尤为重要。这是因为：一氧化氮的变化会对其他功能活动造成影响，例如，血小板聚集、平滑肌细胞增殖和迁移。一氧化氮的变化也会影响在血栓形成和动脉粥样硬化斑块的发生中发挥重要作用的单核细胞的黏附和黏附分子的表达。因此，内皮功能障碍可能是促进动脉粥样硬化和血栓形成的机制之一。

现已证明，高血压患者血管内皮损伤的程度与是否存在TOD、心血管疾病风险及预后密切相关。由此可见，内皮功能也可以作为治疗高血压的一个靶点。

8.5.2 血小板

高血压患者的血小板在形态学和生化特点上都不同于血

压正常受试者，且高血压患者的血小板处于一种活化状态。高血压引起血小板激活的原因有很多，包括血小板暴露后剪切力的增加、神经内分泌因子（血管紧张素Ⅱ和儿茶酚胺）的增加以及内皮功能障碍。

值得注意的是，高血压患者常常伴有心房颤动、糖尿病及充血性心力衰竭等合并症，且存在血小板的活化。因此，有人认为，高血压患者伴发的动脉粥样硬化可以作为血小板进一步活化的诱因。

8.5.3 血栓形成

高血压与血栓前状态有关。尽管血栓前状态的出现与血压升高有关，但缺血性脑卒中和心肌梗死等血栓形成性事件的存在通常令人不解。这就是高血压的血栓形成悖论。高血压引起的血栓形成性事件是由于高血压满足有关血栓形成的 Virchow 三要素的标准：①剪切力增加引起的血流量改变；②内皮细胞改变引起的血管壁改变；③血液成分的改变，即血小板活化。

研究表明，高血压患者凝血功能增强而纤维蛋白溶解功能受损。例如，高血压患者的组织型纤溶酶原激活剂的活性和纤溶酶原激活物抑制剂抗原的水平高于非高血压患者。作为衡量纤维蛋白周转和血栓形成的指标，纤维蛋白 D- 二聚体在高血压患者中明显升高。血浆中纤维蛋白 D- 二聚体的水平可以用来预测动脉血栓的形成和术后血栓形成。

8.5.4 基质金属蛋白酶的变化

基质金属蛋白酶（matrix metalloproteinase，MMP）是一类锌离子依赖性胞内蛋白质家族，在正常 pH 条件下，MMP 可降解细胞外基质的所有成分，而 MMP 的组织抑制剂（tissue inhibitor of the MMP，TIMP）则具有调节 MMP 活性的作用。

因此，MMP的组织抑制剂与MMP水平之间的不平衡可能导致细胞外基质的变化。高血压时会出现MMP的水平降低及其抑制剂的水平增加，结果导致细胞外基质的增加。

在高血压患者中，MMP和TIMP水平与是否发生微量白蛋白尿以及血栓前状态是密切相关的。临床研究表明，高血压时，MMP水平会发生改变，这与心血管疾病的发生风险以及左心室肥厚的出现有关，并随着高血压的治疗有所改善。

8.5.5 血管紧张素Ⅱ的变化

肾素–血管紧张素–醛固酮系统（renin-angiotensin-aldosterone system，RAAS）在血压的维持中发挥着非常重要的作用。高血压时，内皮功能障碍会引起RAAS的变化，这与高血压时的高血管紧张素Ⅱ水平或高肾素水平有关。血管紧张素Ⅱ水平的增加会引起高血压患者的血管壁增厚和血管硬化。高血浆肾素活性还与高血压患者冠状动脉事件和脑卒中的发生风险增加有关。

8.5.6 血管生成的改变

现已证实，高血压时，血管生成会发生改变。微循环在外周血管张力的调节中发挥着重要作用，在发生高血压时，微循环会发生改变。原发性高血压时，会发生小血管稀疏和无血管生成的现象，但其确切机制尚不清楚。现有证据表明，血管壁的增厚以及血管肌层对血流量和血压的增加所产生的反应可以引起小血管的稀疏。外周血管的收缩会引起外周阻力的增加，外周阻力的增加又会引起血压的进一步升高，如此形成恶性循环。如前所述，内皮功能障碍会引起一氧化氮的减少，而一氧化氮的减少又会引起外周血管的进一步收缩。脉压、平均动脉压、压力波以及心输出量也都会对微循环造成影响。

研究显示，高血压时，血浆中血管内皮生长因子（vascular endothelial cell growth factor，VEGF）和血管生成素的水平会增加，这与心血管疾病的发生风险有关，并随着高血压的治疗有所改善。现有证据显示，血管生成因子的增多是机体对组织缺氧引起的微循环稀疏的一种代偿机制。

8.6 总结

综上所述，多种病理机制在高血压发病中发挥作用，并且这些病理机制之间又是彼此相互关联的（图 8.2）。内皮功能障碍和血小板活化会引起血管紧张素Ⅱ水平的增高；血管

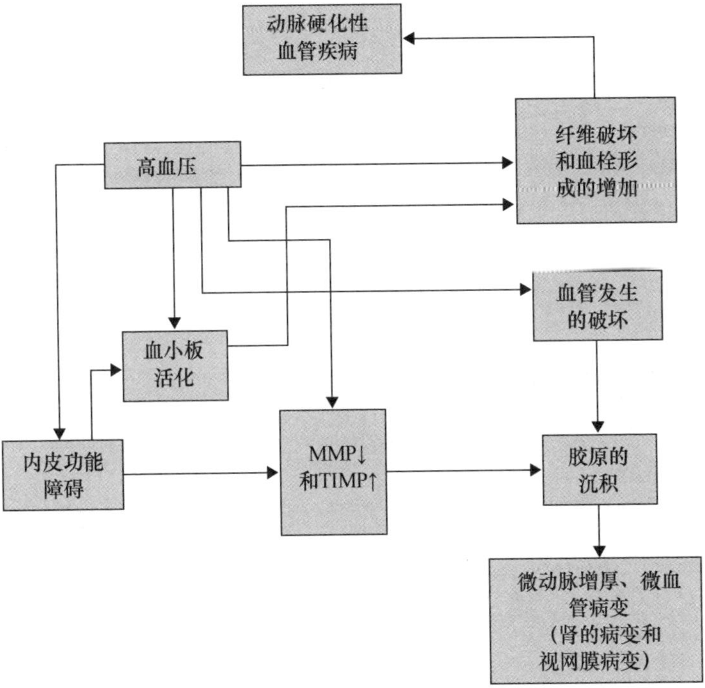

↑：增多；↓：减少；MMP：基质金属蛋白酶；TIMP：MMP的组织抑制剂

图 8.2 靶器官损害发病机制的不同因素之间的相互作用

紧张素Ⅱ水平增高又可通过 MMP 水平的改变而引起平滑肌细胞增殖和胶原沉积，进而引起微血管病变（如视网膜病变和肾病），也可影响左心室肥厚的进展。血栓形成增多、纤溶蛋白溶解功能受损和血小板的活化可引起大血管病变（如脑卒中和外周血管疾病）。同时，上述功能活动的变化可导致动脉粥样硬化。

对高血压病患者进行治疗的主要目的是预防心脑血管并发症的发生。有效控制血压显得尤为重要。医学文献表明，不论用药与否，良好的血压控制均有益于心脑血管并发症的预防。研究表明，相较于单纯的血压测量而言，超过 24 小时的动态血压监测能更好地预测患者的心血管并发症发生风险。

正确认识高血压 TOD 的相关病理生理机制非常重要，有助于我们找到降低高血压严重并发症发生风险的方法。现已证实，降压药物的使用不但可以降低心脑血管并发症的发生风险，而且可以逆转高血压患者的内皮细胞和血小板的活化。然而，血管内皮细胞和血小板活化的改善与心血管并发症的减少之间的直接相关性尚未得到证实。高血压 TOD 的发病机制还需更进一步的研究和更为深入的理解，以便用于制定防止 TOD 的策略。

主要参考文献

Cuspidi C, Rescaldani M, Tadic M, *et al.* (2015). White coate hypertension as defined by ambulatory blood pressure monitoring and subclinical cardiac organ damage: a meta-analysis. *Journal of Hypertension*; 33:24–32.

Forette F, Seux ML, Staessen JA, *et al.* (2002). The prevention of dementia with antihypertensive treatment: new evidence from the Systolic Hypertension in Europe (Syst-Eur) study. *Archives of Internal Medicine*; 162: 2046–52.

Kaplan NM (1998). The endothelium as prognostic factor and therapeutic target: what criteria should we apply? *Journal of Cardiovascular Pharmacology*; 32(Suppl 3): S78–S80.

Lithell H, Hansson L, Skoog I, *et al.* (2003). The Study on Cognition and Prognosis in the Elderly (SCOPE): principal results of a randomized double-blind intervention trial. *Journal of Hypertension*; 21: 875–86.

Mayet J, Hughes A (2003). Cardiac and vascular pathophysiology in hypertension. *Heart*; 89: 1104–9.

Muiesan M, Salvetti M, Rizzoni D (2013). Resistant hypertension and target organ damage. *Hypertension Research*; 36:485–91

Nadar S, Lip GY (2003). The prothrombotic state in hypertension and the effects of antihypertensive treatment. *Current Pharmaceutical Design*; 9(21): 1715–32.

Nadar S, Blann AD, Lip GY (2004). Endothelial dysfunction: methods of assessment and application to hypertension. *Current Pharmaceutical Design*; 10(29): 3591–605.

Nadar SK, Tayebjee MH, Messerli F, *et al.* (2006). Target organ damage in hypertension: pathophysiology and implications for drug therapy. *Current Pharmaceutical Design*; 12(13): 1581–92.

Ong YT, Wong TY, Klein R, *et al.* (2013). Hypertensive retinopathy and the risk of stroke *Hypertension*; 62:706–11.

Perticone F, Ceravolo R, Pujia A, *et al.* (2001). Prognostic significance of endothelial dysfunction in hypertensive patients. *Circulation*; 104: 191–6.

Schwartz GL, Strong CG (1987). Renal parenchymal involvement in essential hypertension. *Medicine Clinics of North America*; 71: 843–58.

Tzourio C, Anderson C (2000). Blood pressure reduction and risk of dementia in patients with stroke: rationale of the dementia assessment in PROGRESS (Perindopril Protection Against Recurrent Stroke Study). PROGRESS Management Committee. *Journal of Hypertension Supplement*; 18: S21–S24.

第 9 章

左心室肥厚

原著　Sunil Nadar
翻译　赵红晔

要点

- 左心室肥厚是长期高血压引起的常见并发症，血压升高的持续时间和严重程度可以预测左心室肥厚的发生和发展。
- 肾素-血管紧张素-醛固酮系统在左心室肥厚的发生和发展病理生理机制中发挥重要作用。
- 高血压患者出现左心室肥厚表明预后不良，伴有左心室肥厚的高血压患者发生心血管事件的风险升高。
- 治疗高血压可使左心室肥厚逆转，并降低心血管风险。
- 作用于肾素-血管紧张素-醛固酮系统的抗高血压药物逆转左心室肥厚和改善心输出量的效果最好。

9.1　引言

左心室肥厚在高血压患者中较为常见，也是重要的靶器官损害（target organ damage，TOD）之一。最近，一项 meta 分析表明，高血压患者左心室肥厚的发生率为 36% ～ 41%，且无性别差异。左心室肥厚的发生主要与高血压的持续时间和血压升高的程度密切相关。动脉压升高所引起的广泛性心肌细胞肥大是左心室肥厚发生的主要病理生理学机制。因此，初期的左心室肥厚实际上是对心室壁应力增加的一种代偿性反应。

收缩压和舒张压均与左心室的质量和心室壁的厚度密切相关，这表明容量和压力负荷都会对高血压所致的左心室肥厚产生影响。总之，左心室肥厚的存在大大增加了脑卒中、冠心病、充血性心力衰竭和心律失常的发生风险。

9.2 左心室肥厚的诊断

左心室肥厚的诊断主要依靠心电图和超声心动图检查，表 9.1 列出了诊断左心室肥厚的常用标准。心电图通常是对高血压患者进行的第一项检查，因此，需要有准确的诊断标准；但这些标准还都没有被普遍接受，也没有被使用其他左心室肥厚诊断标准的各种临床试验所证实。目前使用的标准的灵敏度较低，但具有很好的特异性。

超声心动图是诊断左心室肥厚的金标准，其他影像学检查，如磁共振成像或计算机断层扫描也可起到辅助诊断作用。

左心室肥厚的诊断主要基于左心室重量的计算。左心室重量的计算公式是由 Devereux 等提出的，即左心室重量（克）$= 0.8 \times 1.04\,[(\mathrm{IVSd} + \mathrm{LVIDd} + \mathrm{LVPWd})^3 - (\mathrm{LVIDd})^3] + 0.6$，其中，IVSd 是舒张期室间隔厚度（interventricular septal thickness in diastole），LVIDd 是舒张期左心室内径（left ventricular internal diameter in diastole），而 LVPWd 则是舒张末期左心室后壁厚度（left ventricular posterior wall at end diastole）。此外，还有其他指标，包括相对壁厚度（relative wall thickness，RWT）和左心室质量指数（LV mass index，

表 9.1　左心室肥厚的心电图诊断标准

	标准	灵敏度（%）	特异性（%）
Cornell 标准	aVL 导联的 R 波＋ V3 导联的 S 波＞ 2.8 mV（男性）或＞ 2.0 mV（女性）	22	95
Cornell 电压持续时间	Cornell 电压 ×QRS 持续的时间	95	50～60
Sokolow-Lyon 标准	V1 导联的 S 波＋ V5 或 V6 导联的 R 波＞ 3.5 mV 或 V5 或 V6 导联的 R 波＞ 2.6 mV	25	95
Gubner-Ungerleide 标准	Ⅰ导联的 R 波＋Ⅲ导联的 S 波＞ 2.5 mV	13	95
Romhilt-Estes 计分系统	QRS 波群振幅增大：3 分（标准肢体导联中最大的 R 波或 S 波≥ 20 mV，或者 V1 或 V2 导联的 S 波≥ 30 mV，或者 V5 或 V6 导联的 R 波≥ 30 mV） ST-T 改变：3 分（ST-T 向量向 QRS 主波相反的方向改变） 左心房受累：3 分（V1 导联 P 波≥ 1 mV 且持续时间≥ 0.04 s） 电轴左偏：2 分（额面心电轴左偏≥ － 30°） QRS 波群持续时间延长：1 分（≥0.09 s） 类本位屈折：1 分（V5 或 V6 导联类本位屈折≥ 0.05 s） 两个诊断标准：可疑或确诊（如果总分≥ 4 分或≥ 5 分）	50	95

LVMI），其中相对壁厚度（RWT）等于 2 倍的舒张末期左心室后壁厚度（LVPWd）与左心室舒张期内径（LVIDd）的比

值，即 RWT ＝ 2×（LVPWd/LVIDd）；左心室重量指数则是按体表面积计算的左心室重量。在评估左心室肥厚方面，由于左心室重量指数考虑到了年龄、性别、种族和体型等因素对左心室重量的影响，比左心室重量更为准确。

左心室重量是一个连续变量，因此，左心室肥厚的阈值也是可变的。通常，左心室重量增加 5%，即可诊断为左心室肥厚。在超声心动图检查中，还没有用于诊断左心室肥厚的确切临界值。在 Framingham 研究中，把左心室肥厚的下限设定为：男性左心室重量指数 131 g/m^2，女性左心室重量指数 100 g/m^2；而在 De Simone 的研究中，相应的左心室重量指数则分别为 117 g/m^2 和 104 g/m^2。2003 年欧洲心脏病学会（European Society of Cardiology，ESC）指南中则分别为 125 g/m^2 和 110 g/m^2。

9.3 左心室肥厚的病理生理学与发生发展

高血压时，左心室的构型有四种不同的模式（图 9.1）。

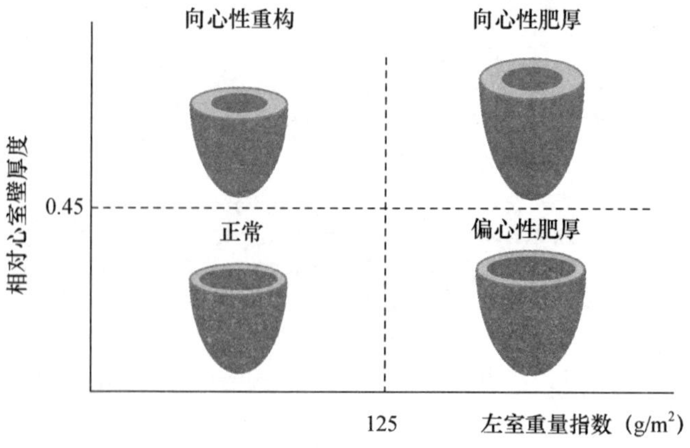

图 9.1 左心室的四种构型

正常的左心室构型可以通过正常的左心室质量和正常的心室腔大小与心室壁厚度之间的关系（如相对壁厚度）来确定。向心性重构的特点是：左心室质量正常，但相对壁厚度增加（＞ 0.45）。偏心性肥厚的特点是：左心室腔很大，但相对壁厚度正常（＜ 0.45）；这与容量负荷有关，可能是对动力性运动的一种生理适应，也常见于肥胖者。在形态学上，偏心性肥厚表现为肌细胞数量的相对增加；向心性肥厚的发生与压力超负荷有关，也与静力性运动有关。左心室肥厚时伴有结缔组织和纤维化的相对增加（常见于高血压患者）。在一个 meta 分析调查的人群中，偏心性肥厚是最常见的左心室肥厚类型，其次是向心性肥厚。

通常，动脉血压是影响高血压患者左心室质量的最主要的血流动力学因素。但是，动脉血压和左心室质量之间的相关系数较低，这表明还有其他重要机制和因素对左心室质量的增加发挥重要作用，如年龄、种族、性别和身材大小等人口统计因素。

影响左心室肥厚发生发展的非血流动力学危险因素包括：交感神经系统介导的营养因子、肾素-血管紧张素-醛固酮系统（renin-angiotensin-aldosterone system，RAAS）和胰岛素。交感神经系统的激活在左心室肥厚发生发展中的作用仍有待于进一步探讨，尽管体外研究显示出两者之间的相关性，但这种相关性在体内研究中尚未得到证实。左心室肥厚与交感神经激活引起的血流动力学改变相关，而与肾上腺素对心肌的直接作用无关。

左心室肥厚患者往往伴有胰岛素水平的增高和胰岛素抵抗。胰岛素具有营养作用。与血压正常者相比，高血压患者更易发生胰岛素抵抗。胰岛素抵抗的发生与降压药治疗效应的降低有关。RAAS 对于左心室肥厚的发生发展起到更为重要的作用。血浆醛固酮和血管紧张素Ⅱ的水平与左心室肥厚的程度密切相关。研究数据表明，血管紧张素Ⅱ可促进心肌细胞生长，醛固酮可增加胶原蛋白的含量，两者都能促进心肌纤维化的发生发展。阻断 RAAS 对左心室肥厚有治疗作用，这也间接证实了 RAAS 在左心室肥厚发生发展过程中的重要作用，详见后续章节。

瘦素是一种 16 kDa 的蛋白质类激素，在调节能量的摄入中起着关键性作用；研究发现，瘦素与左心室的增厚有关。超声心动图显示，空腹血浆瘦素水平与左心室肥厚密切相关。在新发高血压患者中，空腹血浆瘦素水平可不依赖于 24 小时动态血压水平，作为独立因素反映心肌壁厚度。

对 35 名无糖尿病的肾移植患者进行的 24 小时血压监测显示，夜间血压不降低（非杓型高血压状态）与左心室肥厚的高发生率密切相关。此外，另一项研究发现，脉压也是预测左心室肥厚发生率的重要指标。脉压能够确切地反映血管的弹性，因此，能够引起血管弹性降低和增厚的机制也与左心室肥厚有关。

1988 年，Schmeider 首次提出了盐的摄入在左心室肥厚发病机制中发挥作用。此后，这一结论在其他研究中也得到了证实。有人认为，钠摄入量的增加可使前负荷增加，从而通过 RAAS 和交感神经系统促进左心室肥厚的发生。关于各种致病因素总结见图 9.2。

从事体育训练的运动员也会发生左心室肥厚，但这是一种正常的代偿性调节，也称为生理性肥厚。生理性肥厚是可逆的，不会引起不良预后；而继发于高血压的左心室肥厚则是病理性肥厚。通过心电图或超声心动图很难区分这两种类型的左心室肥厚；但有报道表明，生理性肥厚表现为心室舒张期充盈正常，而病理性肥厚则出现舒张功能障碍。

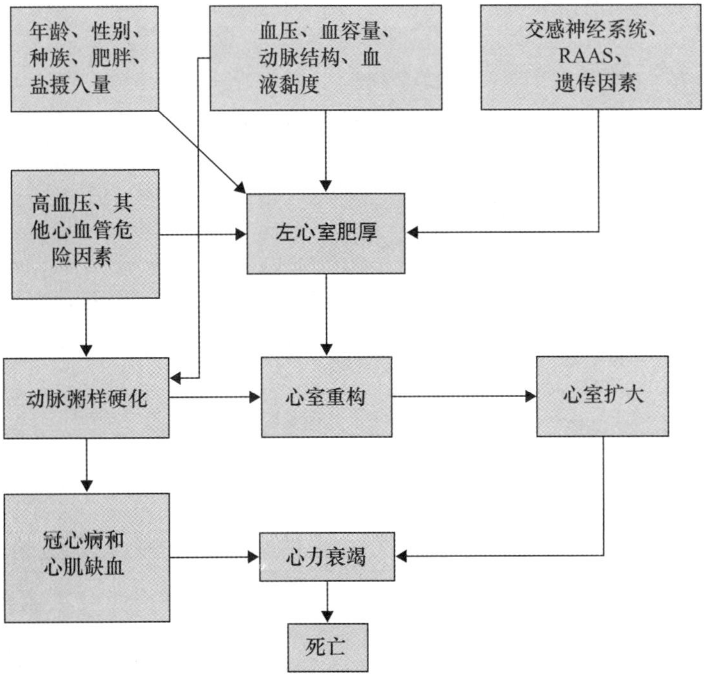

图 9.2　高血压、左心室肥厚、心血管疾病发病率和死亡率之间的复杂相关性。RAAS：肾素-血管紧张素-醛固酮系统

9.4　高血压性左心室肥厚的预后

通过对 140 名无并发症的男性高血压患者进行的 5 年随访，Casale 等（1986）第一次证实了高血压预后不良与左心室肥厚之间的关系。随后，包括 Framingham 心脏研究在内的其他研究也表明，在临床或人群流行病学研究中，左心室肥厚与其他并发症或致死事件的发生风险之间有着直接的关系。

在临床上，独立于其他危险因素（年龄、性别、血压、吸烟、胆固醇和糖尿病），伴发左心室肥厚的受试者发生心血管并发症的概率要升高 2 ～ 4 倍。表 9.2 总结了部分关于

表 9.2 左心室肥厚逆转的心血管益处相关研究

作者，国籍，年份	研究对象和方法	结果
Muiesan，Italy，1995	215 例高血压患者（包括男性和女性），随访 10 年	左心室肥厚未逆转患者的心血管事件的发生率较高；而左心室肥厚逆转患者的心血管事件的发生率与无左心室肥厚患者是相似的
Verdecchia，Italy，1998	430 例高血压患者（包括男性和女性），随访 7 ～ 10 年	左心室肥厚逆转患者的心血管事件的发生率是 1.58/100 人；而左心室肥厚未逆转患者则为 6.27/100 人
Cipriano，France，2001	474 例高血压患者，随访 5 年	左心室肥厚患者、左心室肥厚逆转患者和左心室肥厚未逆转患者的心血管事件的发生率分别为 4.8%、9.6% 和 15%
Koren，USA，2002	172 例高血压患者，随访 5 年	左心室肥厚逆转患者的心血管事件的发生率为 8.8%，而左心室肥厚未逆转患者则为 19.8%

左心室肥厚与预后的主要研究。

左心室肥厚也可预测脑卒中和心房颤动的发生与发展。在 Framingham 队列研究中发现，超声心动图显示左心室肥厚可以预测突发脑卒中的发生。校正其他危险因素后，严格校正的左心室质量每增加一个四分位数，其脑卒中和短暂性脑缺血的风险比（hazard ratio，HR）为 1.5［95% 置信区间（CI），1.2 ～ 1.8］。这种关系在非裔美国人的社区动脉粥样硬化风险（Atherosclerosis Risk in the Communities，ARIC）研究中也得到了证实。

左心室肥厚患者心房颤动的发生与发展可能是左心室肥厚导致脑卒中的途径之一。左心室质量每增加 1 个标准差，发生心房颤动的风险就增加 1.2 倍。

左心室肥厚与心源性猝死也是密切相关的。校正心室性期外收缩等其他危险因素后，左心室肥厚患者发生室性心律失常的风险会升高。左心室肥厚引起室性心律失常可能与动作电位的延长、有效不应期离散度增大以及心室颤动阈值降低有关。

有研究者已提出几种机制，可解释左心室肥厚与心血管风险增加的相关性。通常认为，左心室肥厚可以作为反映其他危险因素的指标。左心室肥厚是衡量临床前心脏病的指标，与全身性动脉粥样硬化密切相关，还与颈动脉的直径及内膜中层厚度有关。左心室肥厚也与心肌纤维化导致的舒张期功能障碍有关，这种心肌纤维化的形成与血管紧张素Ⅱ的作用有关。

左心室肥厚的模式对预后不良的发生具有一定的影响。向心性肥厚的风险最高，偏心性肥厚的风险中等，但造成这种差异的原因尚未阐明。左心室质量的偏心分布可以反映正常的质量-体积分布；而同心模式则可反映体积或压力的超负荷，这与严重的血流动力学改变和结构异常有关，是一种不利的模式。

左心室肥厚也可导致其他疾病的发病率和死亡率的增加，包括心律失常、舒张期功能障碍、心肌收缩力下降和冠脉储备受损等。

9.5　左心室肥厚的治疗与逆转

高血压的治疗可逆转左心室肥厚。大约在 60 年前，首次证明了自发性高血压大鼠行肾切除术后可逆转心肌肥厚。此后，在人类高血压患者中，这一结论也得到了证实，高血压治疗后最早出现的变化即为左心室肥厚所引起的心电图的特征性改变的恢复。然而，直到最近人们才意识到，左心室肥厚逆转所带来的益处要比血压等其他危险因素改变所带来的益处更大。通常，很少有研究能充分地监测高血压患者的左心室肥厚在心电图和超声心动图上的持续变化。

Framingham 心脏研究表明，心电图中有明显电压增高的左心室肥厚人群发生心血管事件的风险是电压降低人群的 2 倍。心脏结局预防评估研究（Heart Outcomes Prevention Evaluation，HOPE）在 9 500 例心血管事件高危患者中，比较雷米普利＋标准疗法与安慰剂＋维生素 E 的治疗效果，结果显示，在无左心室肥厚或左心室肥厚逆转患者中，脑卒中、心脏病以及其他心血管疾病的死亡率为 12.3%；而在左心室肥厚或左心室肥厚未逆转患者中，上述疾病的死亡率为 15.8%。

已逆转或已采取积极预防措施的左心室肥厚人群发生充血性心力衰竭的风险为 9.3%，而持续存在或进展中的左心室肥厚人群的相应风险为 15.4%。

许多研究表明，左心室肥厚逆转能够降低心血管疾病的发病率和死亡率，改善左心室的舒张功能（表 9.2）。近来，吲达帕胺 / 依那普利逆转左心室肥厚研究（LVH regression Indapamide Enalapril，LIVE）还表明，左心室肥厚的逆转可以降低心力衰竭的发生。

氯沙坦减少高血压终点事件干预研究（Losartan Intervention for Endpoint Reduction in hypertension，LIFE）及 Klingbeil 等进行的一个 meta 分析证实，不同的降压药物表现出不同的左心室肥厚逆转作用。这个 meta 分析包含了 80 多项试验研究，包括 146 个有效治疗组（$n = 3\ 767$）和 17 个安慰剂组（$n = 346$），校正各种变量后，不同药物之间的左心室肥厚逆转作用有显著差异。血管紧张素受体阻滞剂可使左心室重量指数降低 13%，钙拮抗剂（calcium antagonist，CA）可降低

11%，血管紧张素转化酶抑制剂（ACEI）可降低 10%，利尿药可降低 8%，β 受体阻滞剂可降低 6%。与 β 受体阻滞剂相比，血管紧张素受体阻滞剂、钙拮抗剂和血管转化酶抑制剂能更有效地降低左心室质量。

类似的结果在依那普利逆转心室扩大的前瞻性随机研究（Prospective Randomized Enalapril Study Evaluating Regression of Ventricular Enlargement，PRESERVE）和 LIFE 中也得到了证实。在后者中，吲达帕胺可产生与依那普利相类似的左心室肥厚逆转作用。前面提到的 meta 分析也发现，尽管血管扩张剂（如肼酞嗪和米诺地尔）能够控制血压，但不能逆转左心室肥厚；这可能是由肾素-血管紧张素-醛固酮系统、交感神经系统和血管扩张剂引起的其他营养性激素释放所产生的反射性刺激而导致的，这些因素可能会直接促进左心室肥厚的发生和发展。可乐定和哌唑嗪无逆转左心室肥厚的作用。

最近，醛固酮受体拮抗剂（aldosterone receptor antagonist，ARA）螺内酯也被证实具有逆转左心室肥厚的作用。依那普利和依普利酮均可使左心室质量减少；当两药联合使用时，左心室质量的减少更加明显。

内皮素受体阻滞剂是一类处于测试阶段的药物。内皮素是一种强效的血管收缩剂，与高血压的发病机制有着密切的联系，它可促进心肌细胞和心肌成纤维细胞中的胶原的合成，并导致左心室肥厚。内皮素受体阻滞剂逆转左心室肥厚的作用尚处于临床试验阶段，但初步数据是令人欣喜的。

9.6 左心室肥厚的逆转与临床结局

逆转左心室肥厚的机制尚不明确，但已提出了很多理论。有证据表明，多种因素可能会同时导致左心室质量和动脉粥样硬化的发生风险改变。如前所述，在高血压患者中，左心室质量和颈动脉内膜中层厚度有着密切的关系，因此，在治疗过程中，左心室肥厚的逆转可能是动脉粥样硬化斑块消退的标志。

RAAS 的作用也十分重要。血管紧张素Ⅱ和血管紧张素Ⅱ 1 型受体的激活可促进血管平滑肌细胞的增殖和细胞外基质蛋白的产生，从而导致左心室肥厚和动脉粥样硬化的增多。从理论上来说，血管紧张素受体阻滞剂对减少左心室肥厚是最有效的，RAAS 在左心室肥厚的发生和逆转中具有重要作用。

左心室肥厚的逆转可能是通过减少心肌细胞的体积和间质组织的数量来实现的。对进行主动脉瓣置换术的严重左心室肥厚患者的研究表明，左心室肥厚逆转过程中，起初心肌细胞体积快速减小，随后会出现一个较长的内间质纤维化顺行性退化期。在一项赖诺普利治疗高血压患者的研究中，这一结论在心肌活检中已得到证实。研究也表明，左心室肥厚的逆转与限盐有关，低盐饮食可通过降压作用促进左心室肥厚的逆转。

9.7 控制高血压的意义

如前所述，左心室肥厚的逆转是高血压治疗的靶点之一。除了米诺地尔和肼屈嗪以外，绝大多数抗高血压药物可以逆转左心室肥厚。目前，可获得的数据表明，RAAS 的抑制作用和钙通道阻滞剂降低左心室质量的作用可能是最大的，并且这些作用似乎是独立于它们的降压作用而存在的。

在接受治疗的高血压患者中，左心室肥厚的逆转可以被看作是心血管疾病风险降低的显著标志。相反，持续的左心室肥厚患者或不可逆转的左心室肥厚患者即使血压达到正常，其心血管疾病的风险也是增大的；这些高危患者在有效降压的同时，还须严格控制其他可变危险因素。

主要参考文献

Benjamin EJ, Levy D (1999). Why is left ventricular hypertrophy so predictive of morbidity and mortality? *American Journal of the Medical Sciences*; 317(3): 168–75.

Cuspidi C, Sala C, Negri F, et al (2012). Prevalence of left-ventricular hypertrophy in hypertension: an updated review of echocardiographic studies. *Journal of Human Hypertension*; 26(6): 343–49

Devereux RB, Alonso DR, Lutas EM, *et al.* (1986). Echocardiographic assessment of left ventricular hypertrophy: comparison to necropsy findings. *American Journal of Cardiology*; 57(6): 450–58.

Kahan T (1998). The importance of left ventricular hypertrophy in human hypertension. *Journal of Hypertension Supplement*; 16(7): S23–S29.

Klingbeil AU, Schneider M, Martus P, *et al.* (2003). A meta-analysis of the effects of treatment on left ventricular mass in essential hypertension. *American Journal of Medicine*; 115(1): 41–6.

Levy D (1988). Left ventricular hypertrophy. Epidemiological insights from the Framingham Heart Study. *Drugs*; 35(Suppl 5): 1–5.

Levy D, Savage DD, Garrison RJ, *et al.* (1987). Echocardiographic criteria for left ventricular hypertrophy: the Framingham Heart Study. *American Journal of Cardiology*; 59: 956–60.

Okin PM, Wachtell K, Gerdts E, *et al.* (2014). Relationship between left ventricular systolic function to persistence or development of electrocardiographic left ventricular hypertrophy in hypertensive patients: implications for the development of new heart failure. *Journal of Hypertension*; 32:2472–78.

Pewsner D, Jüni P, Egger M, *et al.* (2007). Accuracy of electrocardiography in diagnosis of left ventricular hypertrophy in arterial hypertension: systematic review. *British Medical Journal*; 335(7622): 711.

Schmieder RE, Martus P, Klingbeil A (1996). Reversal of left ventricular hypertrophy in essential hypertension. A meta-analysis of randomized double-blind studies. *Journal of American Medical Association*; 275(19): 1507–13.

Urhausen A, Kindermann W (1999). Sports-specific adaptations and differentiation of the athlete's heart. *Sports Medicine*; 28(4): 237–44.

第 10 章

心房颤动与高血压

原著 Kully Sandhu 和 Shamil Yusuf
翻译 赵红晔

要点

- 高血压是心房颤动发生的一个重要的危险因素。
- 高血压时，左心房的变化在心房颤动的发生、发展中起决定性作用。
- 血管紧张素转化酶抑制剂和血管紧张素受体阻滞剂可以延迟高血压患者心房颤动的发生。

10.1 引言

心房颤动（atrial fibrillation，AF），简称房颤，是临床最常见的心律失常，发病率为 1% ～ 2%。目前，有超过 600 万的欧洲人患有房颤；预计在未来的 50 年内，患病人数将加倍。根据 2001—2008 年美国保险索赔数据库（包括美国人口 5%）推测，房颤发病率将会翻倍，即从 2010 年的 120 万例增加到 2030 年的 260 万例；其患病率将从 2010 年的 520 万例增加到 2030 年的 1 210 万例。

高血压是发达国家中最常见的心血管疾病，有 20% ～ 50% 的成年人患有高血压；在发展中国家，高血压的患病率也在不断增高。高血压和房颤均与年龄的增长有关。因此，在欧洲和北美洲人群中，高血压常与房颤伴发，两者之间有着密切的联系。框 10.1 列出了房颤的易感危险因素；其中，高血压仍然是房颤的主要危险因素，可使房颤的风险加倍。有趣的是，正常高值血压与房颤的发生有关，而正常高值血压却是一种可逆的致病因素。

由于房颤与脑卒中、心力衰竭和反复住院的相关性，房颤可引起总体死亡率的增加。因此，逆转或预防房颤发生的重要性不容忽视。房颤患者的总体死亡率比窦性心律患者要高出 40% ～ 90%。心脏衰竭和血栓栓塞是与房颤相关的两种最重要的心血管并发症。此外，与单纯的房颤患者相比，伴有高血压的房颤患者患脑卒中的风险增加 3 倍。另外，由右心室起搏的房颤患者的心输出量可减少 15% ～ 20%。

在研究高血压患者中房颤的发病率和患病率时，研究对象通常并不是单纯的高血压患者，患者往往合并有心力衰竭、心脏瓣膜病或冠心病等并发症，这就导致在危险分层时，很难把高血压作为心房颤动的潜在的主要危险因素。Ciaroni 等对 97 例从未进行过治疗的初发高血压患者（平均

框 10.1　心房颤动的危险因素

高血压
年龄
男性
冠心病
左心房扩大
充血性心脏病
左心室扩大
甲状腺功能亢进症
瓣膜性心脏病
糖尿病
脑卒中
吸烟

年龄为 65 岁）进行了研究；研究发现，其中有 19 例患者在 25 个月的随访期内发生了房颤；24 小时动态监测血压、年龄、左心室质量、左心房内径以及超声心动图中 A 波峰值速度是独立预测因子。Verdecchia 等对一个从未进行治疗的初发高血压队列进行了房颤的发病率、影响因素及预后的研究，研究对象都是窦性心律，没有心脏瓣膜病、冠心病、甲状腺疾病或肺部疾病；研究发现，年龄和左心室质量均可单独作为房颤的独立预测因子；校正年龄和左心室质量后，左心房内径是房颤的独立预测因子。在这两项研究中，对于单纯的高血压患者，左心室质量和左心房内径均是房颤的独立预测因子。

Framingham 心脏研究和心血管健康研究均发现，左心房扩大是房颤的前驱症状。左心房扩大会造成不应期缩短和传导时间延长，导致多折返电路的形成，进而引起房颤的发生。Mattioli 等发现，在电复律后，房颤复发患者的左心房可能会更大，超声心动图中 A 波则会更小。现已证实，左心房的大小与老年单纯收缩期高血压及左心室肥厚有关。左心室质量则可以反映对心血管系统不利的血流动力学因素的长期累积效应。由此可见，在普通人群中，尤其是在高血压患者中，左心室质量已成为公认的、强有力的心血管并发症的预测因素。

10.2　病理生理学

目前，解释高血压患者发生房颤的病理生理机制的假说有很多，包括结构变化、神经内分泌激活与心肌纤维化。长期的高血压会导致左心室肥厚，进而会发生左心房扩大、心房传导通路的变化和纤维化等结构改变，这些改变都能促进房颤的形成。

左心室肥厚是未治疗或未进行有效治疗的高血压所导致的一种亚临床靶器官损害（target organ damage，TOD），也是房颤最重要的独立危险因素之一。左心室肥厚可降低左心室顺应性，增加左心室的僵硬度，从而引起左心室充盈压和室壁应力增加，最终导致交感神经系统和肾素-血管紧张素-醛固酮系统（renin-angiotensin-aldosterone system，RAAS）的激活。左心室充盈压的增加还会导致心房压力的增加，进而引起心房扩大；随后，心房中的成纤维细胞分化为肌成纤维细胞，从而增加结缔组织沉积与纤维化；纤维组织沉积所造成的结构重塑则会引起心肌细胞和电子束的破坏，电子束的破坏又会形成多个微折返环路。房颤还可以改变细胞内钙的调控（表 10.1）。房颤所引起的结构重塑可以持续存在，还可以稳定心房颤动微折返电流，由此便有了“房颤诱发房颤”的说法。

10.3 治疗策略

许多药物已被用于高血压和房颤的治疗，包括血管紧张素转化酶抑制剂（angiotensin-converting enzyme inhibitor，ACEI）、血管紧张素受体阻滞剂、β 受体阻滞剂和钙通道阻

表 10.1 诱发心房颤动的心肌重塑

重构特性	机制
电特性	在房颤和阵发性房颤中，细胞内钙离子调控的变化会引起动作电位减少，这在窦性心律的恢复中是一个潜在的可逆现象
收缩特性	微折返环路引起的钙调控变化会抑制心房收缩，进而导致心房内淤血，促进血栓形成，从而使栓塞型脑卒中的风险增加
结构特性	心肌内微观和宏观变化引起的左心室收缩功能减弱

滞剂。某些降压药物还可以通过降压和下述机制而降低房颤的发生风险。

10.3.1　血管紧张素转化酶抑制剂（ACEI）和血管紧张素受体阻滞剂

ACEI 和血管紧张素受体阻滞剂常用于治疗高血压。然而，研究表明，ACEI 和血管紧张素受体阻滞剂可预防左心房扩大、心肌纤维化和左心室功能障碍的发生，从而可在预防和治疗某些房颤过程中发挥有益的作用。

Healy 等对 11 项研究进行的 meta 分析指出，使用 ACEI 的患者新发房颤的相对风险降低 28%（15% ～ 40%），但这种效应仅限于左心室肥厚或有收缩功能障碍的患者。同样，Schneider 等进行的 meta 分析发现，使用 ACEI 和血管紧张素受体阻滞剂的患者新发房颤的发病率降低 32%。替米沙坦单用及与雷米普利联用的全局终点试验（Ongoing Telmisartan Alone and in Combination with Ramipril Global Endpoint Trial，ONTARGET）也指出，使用替米沙坦和雷米普利治疗的患者在新发房颤的发病率方面并无差异。在左心室肥厚或心力衰竭患者中，房颤的一级预防已引起学者的重视。Meta 分析也指出，电复律后房颤复发的概率减少了 45%。不过，得出这一结论的 meta 分析所引用的数据并非来自房颤一级预防的研究。Kalus 等发现，ACEI 和血管紧张素受体阻滞剂类药物可以使新发房颤的相对风险降低 49%，电复律失败率降低 53%，近期充血性心力衰竭患者心脏电复律后房颤的复发率降低 61%。缬沙坦抗高血压长期使用评估试验（Valsartan Antihypertensive Long-term Use Evaluation Trial，VALUE）显示，缬沙坦可使至少有一次记录的新发房颤的发病率降低 16%；而且，与氨氯地平相比，缬沙坦可以使持续性房颤的发生率降低 32%。研究还发现，氯沙坦在降低新发房颤的发生率方面的作用要优于阿替洛尔。

替米沙坦用于治疗 ACEI 不耐受心血管疾病患者的随机临床研究（Telmisartan Randomized Assessment Study in Angiotensin-Converting-Enzyme-Inhibitor Intolerant Subjects with Cardiovascular Disease，TRANSCEND）和 PROFESS 并没有发现血管紧张素受体阻滞剂对心房颤动的保护作用。在心脏结局预防评估研究（Heart Outcomes Prevention Evaluation，HOPE）中，研究对象均具有多个心血管疾病危险因素，但没有左心室肥厚、收缩功能受损或心力衰竭；患者被随机分为两组，即雷米普利组和安慰剂组；研究发现，两组心房颤动的发生率并无显著差异。坎地沙坦预防房颤复发研究（Candesartan in the Prevention of Relapsing Atrial Fibrillation，CAPRAF）显示，对于未使用抗心律失常药物治疗的房颤患者，血管紧张素受体阻滞剂（坎地沙坦）对于电复律后窦性心律的维持并无益处。在 1 442 例患者参与的意大利多中心房颤试验（Gruppo Italiano per lo Studio della Sopravvivenza nell’Infarto Miocardico-Atrial Fibrillation，GISSI-AF）中，有 85% 的研究对象为高血压患者，且伴有阵发性房颤或曾进行房颤电复律。本项研究结果表明，即使是在接受过最佳药物治疗（包括第一次房颤复发时使用抗心律失常药物和 ACEI）的患者中，血管紧张素受体阻滞剂（缬沙坦）对于窦性心律的维持也是无益的。

在心力衰竭患者中，对于伴有左心室肥厚的高血压患者，血管紧张素受体阻滞剂（如氯沙坦和缬沙坦）预防房颤发生的作用较 β 受体阻滞剂或钙通道阻滞剂更为明显；但血管紧张素受体阻滞剂尚未显示出防止阵发性心房颤动（paroxysmal atrial fibrillation，PAF）或持续性房颤复发的作用。因此，使用血管紧张素受体阻滞剂预防房颤只限于左心室肥厚和收缩功能受损的高血压患者。氯吡格雷和厄贝沙坦预防心房颤动患者心血管事件试验（Atrial Fibrillation

Clopidogrel Trail with Irbesartan for Prevention of Vascular Events-I，ACTIVE-I）发现，厄贝沙坦（血管紧张素受体阻滞剂）对于高危缺血性心脏病或持续性房颤患者并无益处。

10.3.2 β 受体阻滞剂

虽然 β 受体阻滞剂并不是无并发症高血压的一线治疗用药，但在治疗房颤方面仍有一定的应用价值，它可以控制心室率和维持窦性心律。β 受体阻滞剂维持窦性心律的作用可能是通过防止逆向重塑和减少交感神经兴奋，进而降低缺血性驱动和缩短动作电位时程，因此可抑制微折返电路的形成，从而防止房颤的发生。Ⅲ类抗心律失常药物索他洛尔是一种非选择性 β 受体阻滞剂，可有效地维持电复律后的窦性心律；但索他洛尔也能使 QTc 间期延长，增加室性心律失常的易感性。目前，关于 β 受体阻滞剂预防新发房颤的作用还缺乏数据的支持。

10.3.3 钙通道阻滞剂

钙通道阻滞剂包括抗高血压药物（氨氯地平和非洛地平）和非二氢吡啶类（地尔硫䓬和异搏定），常用于控制房颤患者的心室率。De Simone 等指出，与普罗帕酮相比，维拉帕米可显著降低电复律后患者 3 个月内的房颤复发；但这在其他研究中并未得到证实。VALUE 显示，氨氯地平在预防新发房颤方面的作用不如缬沙坦。此外，美国学者对国家综合医疗和药房索赔数据库中近 5 500 例服用 ACEI 或钙通道阻滞剂治疗的高血压患者进行了近 4 年的回顾性随访研究，结果表明，ACEI 组的新发房颤明显低于钙通道阻滞剂组。

英国的一项针对 4 661 例房颤患者和 18 641 例血压已得到控制的高血压患者的比较研究表明，经 ACEI、血管紧张

素受体阻滞剂或 β 受体阻滞剂治疗的患者，发生房颤的风险要低于经钙通道阻滞剂治疗的患者，但该研究结果不能排除治疗偏差的存在。

尽管钙通道阻滞剂对于高血压患者发生的房颤没有预防作用，但非二氢吡啶类钙拮抗剂却可用于控制房颤患者的心室率，尤其是对于不宜使用 β 受体阻滞剂的患者。

10.3.4 预防血栓形成

最后，对所有的房颤患者都必须进行血栓栓塞的风险评估，以判断是否需要进行正规的抗凝治疗，特别是对伴发高血压的患者。在 $CHADS_2VASC$ 评分系统中，高血压的评分为 1。

10.4 结论

高血压是一种常见的心血管疾病，高血压患者常常会发生房颤。因此，高血压和房颤有着千丝万缕的联系。房颤可增加总病死率、脑卒中和心力衰竭的风险以及住院治疗率，并可影响生活质量。报道显示，高血压与房颤的共存会使上述风险加倍。高血压患者的房颤继发于心房电活动、收缩性以及结构的改变所引起的心房重塑。因此，优化高血压患者的医疗策略十分重要，有效地控制血压可以最大限度地减少潜在并发症的发生。治疗房颤的主要药物包括：β 受体阻滞剂、阻断 RAAS 的药物和钙通道阻滞剂。阻断 RAAS 的药物可降低左心室肥厚、左心室收缩功能不全以及心力衰竭患者新发房颤的风险。β 受体阻滞剂可有效地控制心率，某些 β 受体阻滞剂还可用于维持窦性心律。目前，对于新发房颤的预防尚缺乏数据支持。

主要参考文献

Benjamin EJ, Wolf PA, D'Agostino RB, *et al.* (1998). Impact of atrial fibrillation on the risk of death: the Framingham Heart Study. *Circulation*; 98:946–52.

Camm AJ, Lip GY, De Caterina R, *et al.* (2012). 2012 focused update of theESC Guidelines for the management of atrial fibrillation: An update of the 2010 ESC Guidelines for the management of atrial fibrillation. *European Heart Journal*; 33:2719–274.

Ciaroni S, Cuenoud L, Bloch A (2000). Clinical study to investigate the predictive parameters for the onset of atrial fibrillation in patients with essential hypertension. American *Heart Journal*; 139:814–19.

The Working Group on Hypertension, Arrhythmias and Thrombosis of the European Society of Hypertension (2012). Hypertension and atrial fibrillation: diagnostic approach, prevention and treatment. *Journal of Hypertension*; 2012, 30:239–52.

Kalus JS, Coleman CI, White CM (2006). The impact of suppressing the reninangiotensin system on atrial fibrillation. *Journal of Clinical Pharmacology*; 46:21–8.

Kirchhof P, Lip GY, Van Gelder IC, *et al.* (2011). Comprehensive risk reduction in patients with atrial fibrillation: Emerging diagnostic and therapeutic options. Executive summary of the report from the 3rd AFNET/EHRA consensus conference. *Thrombosis Haemostasis*; 106:1012–19.

Manolis AJ, Rosei EA, Coca A, Cifkova R, *et al.* (2012). Hypertension and atrial fibrillation: diagnostic approach, prevention and treatment. Position paper of the Working Group 'Hypertension Arrhythmias and Thrombosis' of the European Society of Hypertension. *Journal of Hypertension*; 30:239–52.

Schaer BA, Schneider C, Jick SS (2010). Risk for incident atrial fibrillation in patients who receive antihypertensive drugs: a nested case-control study. *Annals of Internal Medicine*; 152:78–84.

Schneider MP, Hua TA, Bohm M, *et al.* (2010). Prevention of atrial fibrillation by renin-angiotensin system-inhibition a meta-analysis. *Journal of the American College of Cardiology*; 55:2299–307.

Verdecchia P, Reboldi G, Gattobigio R, *et al.* (2003). Atrial Fibrillation in Hypertension: Predictors and Outcome. *Hypertension*; 41:218–23.

第三部分

高血压的管理与治疗

第 11 章

高血压的非药物治疗

原著　Kully Sandhu 和 Sunil Nadar
翻译　牛淑冬

要点

- 改善生活方式是控制高血压的一项重要措施。
- 改善生活方式有助于在降压的同时降低所有心血管疾病的发生风险。
- 规律的锻炼及持续保持最佳体重和健康饮食有助于提高药物的治疗效果。
- 大部分情况下，仅改善生活方式不足以完全控制高血压，还需要进行药物干预。

11.1 引言

原发性高血压的确切发病机制目前尚不完全清楚，然而，越来越多的证据显示，改善生活方式可以明显降低已患高血压和前期高血压患者的血压水平。一项针对超过 100 万名 40 ～ 69 岁成人的前瞻性 meta 分析表明，基线收缩压升高 20 mmHg 及基线舒张压升高 10 mmHg，可以分别使患者死于冠心病的风险增加 1 倍。

多项对照试验和基于人群的研究表明，无论对于已患高血压的患者还是前期高血压患者，改善生活方式都是降低血压水平的重要措施。一些研究证实，改善生活方式的作用和单独使用一种降压药物的降压作用相似。研究发现，尽管改善生活方式似乎只能使血压比对照组多下降 5 mmHg，但却可分别使脑卒中、心脏疾病和全因死亡率降低 14%、9% 和 7%。鉴于这一研究结果，JNC-7 保留了已推荐的改善生活方式的建议（表 11.1）。对于部分患者而言，配合严格的非药物治疗措施，有时可以减少药量或中止药物治疗。英国高血压学会（BHS）在 2011 年的指南中鼓励在所有高血压患者中应用非药物治疗方法。

11.2 一级预防

尽管还不清楚生活方式改善到什么程度才能辅助一级预防，但人口学研究表明，生活方式的改善有利于预防血压随着年龄的增长而上升，因此可以降低总人口中的高血压患病率。BHS 的建议概述如下：

表 11.1 非药物治疗方法和改善生活方式对血压的影响

方法	评估
维持理想体重 / 减肥	每减少 10 kg，血压下降 5 ～ 10 mmHg
有氧体育运动	血压可下降 13 mmHg/8 mmHg
饮食富含水果、蔬菜、低脂奶制品，减少饱和脂肪的摄入	8 周后血压下降可达 11 mmHg/5 mmHg
每日至少摄入 90 mmol 钾	
限制钠摄入量至 100 mmol/d（氯化钠 6 g）	血压可下降 4 mmHg/2 mmHg
摄入足够的膳食钙和镁	
限制饮酒：23 单位 / 周（女性 19 单位 / 周）	血压可下降 4 mmHg/2 mmHg
戒烟	

- 保持正常体重
- 减少钠盐的摄入量（< 6 g/d）
- 规律的有氧运动
- 限制饮酒，男性每日饮酒< 3 单位，女性< 2 单位（注：在英国一个单位指 10 ml 或 8 g 乙醇）
- 饮食中富含水果和蔬菜
- 减少饮食中的饱和脂肪酸和总脂肪量

11.3　改变膳食结构

在不同的群体之间，饮食的不同是一个主要的特点，因此，饮食差异可能与不同群体之间的血压水平的差异有关。例如，研究表明，在有大量坚持素食或严格的素食主义者人群的国家，平均血压水平较低。这一现象也见于工业化地区主要为素食及严格素食的群体。

流行病学调查显示，富含橄榄油的地中海型饮食与较低的血压水平相关。有交叉试验表明，橄榄油摄入组较葵花油摄入组血压水平低。橄榄油富含单不饱和脂肪酸和油酸，而葵花油和其他植物油富含多不饱和脂肪酸和亚油酸。据此，说明富含单不饱和脂肪酸的饮食对于降低血压是有效的，其相关机制可能还包括原生橄榄油同时还富含其他植物油中完全缺乏的抗氧化剂茶多酚。

最近，一项由中国、日本、英国和美国四个国家的 4 680 名 40 ～ 59 岁的男性和女性参加的国际流行病学调查——国际常规和微量营养素与血压的关系研究（International Study of Macro- and Micro-nutrients and Blood Pressure，INTERMAP）发现，富含植物蛋白质和欧米伽 -3（omega-3）多元不饱和脂肪的饮食不仅能够预防高血压的发生，还可以降低已患高血压的血压水平（见表 11.2）。

表 11.2 饮食建议

多	少
蔬菜和水果（4 ～ 5 份 / 日）	饱和脂肪
纤维	胆固醇
低脂奶制品（2 ～ 3 份 / 日）	钠盐
瘦肉（2 ～ 3 份 / 日）	
钙	
镁	
钾	

目前，由于缺乏设计合理的随机对照试验，不推荐在高血压治疗中应用维生素 C 和辅酶 Q。

11.4 膳食盐

在过去的几千年间，由于食盐被用于食物的保存和食品的制备，人类的饮食因此发生了改变，饮食中钾-钠比例下降了 100 ～ 200 倍。这一数据是通过现代人与亚马逊热带雨林印第安部落的雅诺马米人的饮食比较获得的。雅诺马米人以“无盐文明（no-salt culture）”著称，他们的饮食中钠盐很少，并且摄入大量富含钾的素食，他们的血压不会随着年龄的增长而升高，并且几乎不会患高血压。

高血压预防试验（Trial of Hypertension Prevention，TOHP）等临床研究和流行病学调查显示，伴随钠盐摄入的增加，不仅血压会升高，心血管事件的发病率也随之增加。其中一项规模最大的流行病学调查是关于钠和钾与血压关系的国际合作研究（International Cooperative Study on the Relation of Sodium and Potassium to Blood Pressure，INTERSALT）。INTERSALT 调查了 10 000 名来自 32 个国家的男性和女性的尿钠排出量与血压之间的关系，研究发现，两者之间具有显著的相关性。研究显示，每天钠摄入减少 100 mmol，可使收缩压和舒张压平均分别下降 10 ～ 12 mmHg 和 6 ～ 7 mmHg。这项试验还发现，习惯性高钠低钾饮食、体力活动减少、体重指数升高和过量饮酒都是影响高血压患病率的重要环境因素。

几项随机安慰剂对照研究也主张，每日钠摄入量不应超过 2 300 mg，相当于每日食盐摄入量大约为 6 g。关于增加钠摄入导致血压升高的病理生理机制目前尚不清楚，但推测钠可导致体液潴留，进而造成体液过剩和血压升高。采用低钠饮食防治高血压的主要问题在于患者能否严格执行。有趣的是，只有 20% 的高血压患者能够做到低钠饮食，即每日尿钠排出量＜ 75 mmol。低钠盐替代品也许可以改善这种状况，但这些替代品都含有较多的钾，可能导致高钾血症的发生，因此，应用保钾利尿剂的患者应避免使用。在个体和群体水平，食盐摄入量都是一个需要优先考虑的公共健康问题。在个体水平，有效地减少盐摄入量是不容易实现的。应建议避免进食盐添加的食物和高盐的食物。然而，在群体水平，减少钠摄入量也许更难实现，因为大约 80% 的盐都是在不自觉的情况下从加工食品中摄入的，包括面包、肉、奶酪、人工黄油和谷类食品。

11.5　减轻体重

体重和高血压之间有强相关性。已有研究显示，在体重减轻时，收缩压和舒张压均下降。一个依据 11 项研究进行的 meta 分析表明，体重减轻 1 kg 即可引起血压的下降。循证医学回顾（Cochrane review）评估了六项随机试验，结果显示，体重减轻 4% ～ 8% 时，收缩压和舒张压均可下降 3 mmHg。

11.6 钾

INTERSALT证明了高尿钾与低血压的相关性。富含水果和蔬菜的饮食中钾含量较高，这一点可以解释该类饮食的有益作用。这其中的确切机制尚不清楚，但我们知道，在肾，钠的重吸收过程和钾的分泌过程是同时进行的，体内钾的减少将导致钠潴留，使血容量增加，进而引起血压升高。增加钾摄入量通常促进钠的排泄，并因此导致多尿和随后的血压下降。有研究发现，对于原发性高血压患者，低钾饮食引起的钠潴留可使收缩压升高7 mmHg。有确切证据表明，增加钾的摄入，并摄入富含水果、蔬菜的饮食，可使血压降低，并因此有助于预防脑卒中的发生。钾含量高的水果和蔬菜之所以能够降低血压，据推测可能与钾促进尿钠排泄的作用有关。提高饮食中钾含量可能还有额外的好处，因为水果和蔬菜中含有大量的抗氧化剂和维生素。然而，补充钾对高血压的作用尚不确定，不同试验显示的结果相互矛盾。Cappuccio及其同事对19项试验研究进行了meta分析。这些研究包含586名患者，其中412名为原发性高血压患者。结果显示，口服钾可显著降低收缩压和舒张压的平均水平（收缩压下降5.9 mmHg，舒张压下降3.4 mmHg）。有趣的是，血压下降最显著的是高血压患者，并且似乎补充钾剂的时间越长，效果就越显著。因此，该meta分析建议，钾应被纳入高血压的非药物治疗策略。对于有肾损伤和应用保钾利尿剂的患者，补充钾应格外小心，目前主张通过健康饮食获取足够的钾。

11.7 饮用咖啡

目前，关于咖啡因的作用没有达成普遍的共识，文献中显示的证据相互矛盾，且咖啡因的作用受很多变量的影响，如每天的饮用量、饮用咖啡的习惯及患者的基础血压。不过，有研究显示，摄入 250 mg 咖啡因可使血压正常者和高血压患者的收缩压分别升高 6 mmHg 和 10 mmHg，同时，使血压正常者和高血压患者的舒张压分别升高 5 mmHg 和 8.5 mmHg。一个对 11 项试验结果进行的 meta 分析显示，长期饮用咖啡者（平均每天 5 杯）血压水平轻度高于非饮用者。目前尚无试验评估停用咖啡对高血压患者血压水平的影响。

11.8　饮酒

人群观察研究和临床研究都证实了饮酒和高血压之间的相关性。然而，涉及饮酒的观察务必非常谨慎，因为临床试验似乎很少包含大量饮酒的患者。患者常常少报饮酒量，从而影响研究结果。此外，饮酒的方式、酒的种类等，很大程度上取决于社会经济因素，其中，很多因素在分析中可能未经校正。

研究发现，每天摄入 80 g 左右的酒精（相当于 4 品脱啤酒，1 品脱≈ 568 ml）可引起血压升高，尤其是在高血压患者中。酒精同样可增加心肌病和心房颤动的发生风险。当停止或减少饮酒后，血压有下降的倾向，并且长期坚持不饮酒或少饮酒的患者，血压保持在较低水平。一项系统回顾和一个关于酒精干预性研究的 meta 分析均显示，限制饮酒量可分别使收缩压和舒张压下降 2.7 mmHg 和 1.4 mmHg。

关于高血压患者“安全”饮酒量的研究存在争议。在医师健康研究队列中，与那些据称从不或很少饮酒的个体相比，每月、每周或每天饮酒的个体其总体死亡率和心血管病死亡率呈递增性显著减少的趋势。据观察，不论血压水平低于或高于 140 mmHg/90 mmHg，均可观察到少量到适中饮酒的有益影响，并且，每月饮酒一次可使心血管病发病风险降低 18%。这一现象明确提示，有未监测的混杂因子影响研究结果。法国的一项类似的研究对 36 583 名健康的中年男子进行了 13 ～ 21 年的跟踪调查，结果显示，适量饮用葡萄酒（酒精＜ 60 g/d）者，无论其血压水平高低，其各种疾病的死亡率均相对较低。而那些饮酒较多或主要饮用啤酒和烈性酒的个体其死亡率没有明显降低。这一现象再次提示，研究中非常可能存在着重要的混杂因素。氯沙坦减少高血压终点事件干预研究（Losartan Intervention for Endpoint Reduction in Hypertension，LIFE）的一项子研究发现，在饮酒者中，与应用阿替洛尔进行治疗的效果相比，使用氯沙坦并未降低患者的复合心血管疾病发病风险，因为饮酒者心肌梗死的发病率的降低被脑卒中发病率的提高所抵消。

高血压预防与治疗研究（Prevention and Treatment of Hypertension Study，PATHS）发现，在停止饮酒 6 个月后，高血压患者的血压下降幅度比对照组高出 1.2 mmHg/0.7 mmHg，但没有统计学意义。建议男性高血压患者饮酒每日少于 20 ～ 30 g，每周少于 140 g；女性高血压患者饮酒每日少于 10 ～ 20 g，每周少于 80 g。一个 meta 分析探讨了酒精对血压的影响，结果显示，每天减少 3 杯饮酒量可使血压显著下降，其中收缩压和舒张压分别减少 3 mmHg 和 2 mmHg（试验对象的基础饮酒量为 3 ～ 6 杯 / 天，平均减少饮酒量的 67%）。对于中度到重度饮酒者，每天饮酒减少 1 杯可使血压下降大约 1 mmHg。虽然这一降幅较小，但却可反映出血压明显改善的总体趋势。

JNC-7 建议，男性每日饮酒应少于 2 杯，女性和男性低体重者每日应少于 1 杯。英国高血压学会第四次报告（BHS- Ⅳ）建议，作为一级预防措施，男性每日饮酒量应＜ 3 单位，女性应＜ 2 单位；对于高血压患者，建议每周饮酒量为男性＜ 21 单位，女性＜ 12 单位。该报告指出，将饮酒量限制在这一水平可使血压下降 2 ～ 4 mmHg。

11.9　结论

流行病学研究支持饮食和其他一些与生活方式相关的因素在高血压形成中的作用。预防心肌梗死早期重构试验 -1（Prevention of Myocardial Infarction Early Remodeling Tria-l，PREMIER-1）研究了 810 名高血压患者，将其随机分为三组，第一组严格改善生活方式（限制摄盐和饮酒，增加体力活动，减轻体重）；第二组除采取与第一组同样的方法外，同时坚持“饮食控制终止高血压（Dietary Approach to Stop Hypertension，DASH）”研究的膳食模式，即饮食中富含钾、镁、钙，食物中增加全谷类、家禽、鱼、坚果的比例，同时减少红肉、甜食和高糖饮料；第三组只建议改善生活方式，但并不给予严格的监控。结果显示，严格改善生活方式的小组血压明显下降，改善生活方式并坚持 DASH 膳食模式组的血压下降最为明显。这一试验观察了与生活方式相关的各种因素的共同作用对血压的影响，揭示了高血压患者坚持改善生活方式的重要性。

非药物治疗不仅对于控制高血压至关重要，对于降低所有心血管疾病的发病率和死亡率都有重要的意义。锻炼、降低体重、控制钠盐摄入和饮酒的重要性，也许还包括少饮咖啡的重要性，都应得到重视。然而，非药物治疗的主要障碍还是患者的依从性。因此，所有的临床医生都应该花时间向患者解释改善生活方式的重要性。

主要参考文献

Appel LJ, Champagne CM, Harsha DW, *et al.* (2003). Effects of comprehensive lifestyle modification on blood pressure control: main results of the PREMIER clinical trial. *Journal of American Medical Association*; 289(16): 2083–93.

Beasley JM, Ange B, Anderson CAM, *et al.* (2009). Associations Between Macronutrient Intake and Self-reported Appetite and Fasting Levels of Appetite Hormones: Results From the Optimal Macronutrient Intake Trial to Prevent Heart Disease. *American Journal of Epidemiology*; 169 (7): 893-900. doi: 10.1093/aje/kwn415.

Cappuccio FP, MacGregor GA (1991). Does potassium supplementation reduce blood pressure: A meta-analysis of randomised trials. *Journal of Hypertension*; 9(5): 465–73.

Cook NR, Cutler JA, Obarzanek E, *et al*. (2007). Long term effects of dietary sodium reduction on cardiovascular disease outcomes: observational follow-up of the trials of hypertension prevention (TOHP). *BMJ*; 334: 885–88.

Geleijnse JM, Kok FJ, Grobbee DE (2003). Blood pressure response to changes in sodium and potassium intake: a meta regression analysis of randomized trials. *Journal of Human Hypertension*; 17: 471-80.

Gallen IW, Rosa RM, Esparaz DY, *et al*. (1998). On the mechanism of the effects of potassium restriction on blood pressure and renal sodium retention. *American Journal of Kidney Disease*; 31: 19-27.

NICE Hypertension Guidelines. <http://guidance.nice.org.uk/CG127>

Sachs FM, Svetkey LP, Vollmer WM, *et al*. (2001). Effects on blood pressure of reduced dietary sodium and the Dietary Approaches to Stop Hypertension (DASH) diet. DASH- Sodium Collaborative Research Group. *New England Journal of Medicine*; 344(1):3–10.

Stamler J, Rose G, Stamler R, *et al*. (1989). INTERSALT study findings. Public health and medical care implications. *Hypertension*; 14(5): 570–77.

Chobanian AV, Bakris GL, Black HR, *et al*. (2003). Seventh report of the Joint National Committee on Prevention, Detection, Evaluation, and Treatment of High Blood Pressure. *Hypertension*; 42: 1206–52.

第 12 章

利尿药

原著　Mehmood Sadiq Butt
翻译　牛淑冬

要点

- 利尿药在单独使用或与其他降压药物联合使用时都有良好的降压效果。药物的选择取决于多种因素，包括年龄、种族以及是否存在并发症。
- 对于晚期肾衰竭患者，袢利尿药较噻嗪类利尿药更为有效。
- 治疗过程中，严格监控电解质平衡和肾功能至关重要。
- 噻嗪类利尿药或袢利尿药与保钾利尿药联合应用可以更好地控制血压及保持正常血钾水平。

12.1　引言

利尿药在高血压的治疗中一直具有重要的地位。此外，利尿药也是充血性心力衰竭、肝衰竭（腹水）和肾衰竭治疗的基础。利尿药的高成本效益、患者的高依从性及早期研究的证据都说明，无论是对新确诊的高血压还是对难治性的高血压，利尿药在其治疗中一直都占有一席之地。

12.2 利尿药的分类

根据其作用机制和在肾单位中作用的部位（图 12.1），利尿药主要分为如下三类：

- 噻嗪类利尿药
- 袢利尿药
- 保钾利尿药

12.3 噻嗪类利尿药

噻嗪类利尿药常用于治疗高血压和充血性心力衰竭。2011 年，英国国家卫生与保健优化研究所（UK National institute of Health and Care Excellence，NICE）建议（NICE 指南，CG 127），将噻嗪类利尿药与血管紧张素转化酶抑制剂（ACEI）或钙通道阻滞剂联合使用。该类药物通过阻断远曲小管的噻嗪敏感性 Na^{+}-Cl^{-}同向转运体而抑制钠离子和氯离子的重吸收（图 12.1），进而调控血压。噻嗪类利尿药具有令人满意的药代动力学特点，在摄入后 2 ～ 6 小时达到血药浓度高峰（表 12.1）。

12.3.1 禁忌证

- 对噻嗪类或磺胺类药物过敏
- 锂治疗（双向障碍）
- 妊娠期和哺乳期
- 严重的肾功能损害

12.3.2 不良反应

- 代谢紊乱
  - 低钾血症［同时应用血管紧张素转化酶抑制剂（ACEI）可以纠正］

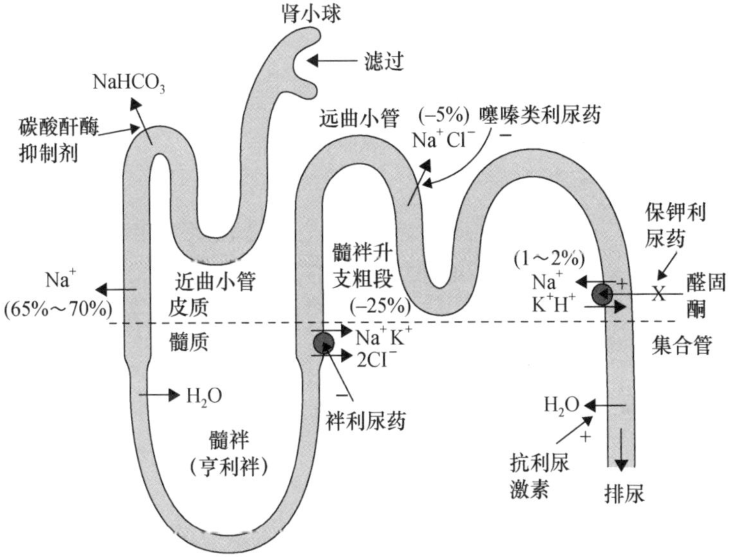

图 12.1　三类主要利尿药在肾单位的作用部位图示

表 12.1　噻嗪类利尿药的药物代谢动力学

利尿药	口服生物利用度（%）	消除半衰期（小时）
苄氟噻嗪（2.5 ～ 5 mg/d；早晨）	不确定	2 ～ 5
氯塞酮（25 ～ 50 mg/d）	64	24 ～ 55
氢氯噻嗪（12.5 ～ 25 mg/d）	65 ～ 75	2.5
吲达帕胺（2.5 mg/d）	92	15 ～ 25

- 低钠血症（在极端病例可能导致意识模糊）
- 高钙血症（临床意义不大）
- 高尿酸血症（可能导致痛风）
- 血容量不足
- 代谢性碱中毒

- 胃肠道反应

- 厌食、黄疸、胰腺炎、肝昏迷（应停止用药）
- 血恶液质
  - 白细胞减少症、粒性细胞缺乏症、血小板减少症、再生障碍性贫血及溶血性贫血
- 其他
  - 直立性低血压：常见，尤其是在老年患者易发生。如果直立时收缩压下降明显，应减少剂量或停药，待症状消失后再用药。
  - 急性间质性肺炎：少见，但可危及生命。
  - 高血糖症：尤其在合用 β 受体阻滞剂时易发生。

12.3.3 相互作用

药物相互作用的详细论述超出了本章节的讨论范畴，但当噻嗪类利尿药需要与口服抗凝剂、类固醇药物、锂剂（锂毒性可迅速发生）同时使用时，建议应谨慎考量。

12.3.4 适应证

NICE 在 2011 年的《成人高血压诊断与治疗指南》中推荐，在应用四步疗法（four-step cascade）治疗高血压过程中，无论任何年龄、任何种族，在其第 3 步和第 4 步（在联合应用血管紧张素转化酶抑制剂和钙通道阻滞剂后）都应加用噻嗪类利尿药。

美托拉宗（2.5 ～ 5 mg/d）可作用于远曲小管前段和近曲小管，是非常有效的利尿药。有文献显示，对于伴有充血性心力衰竭的患者，联合应用袢利尿药可增加排尿量并改善临床症状（Rosenberg 等）。

吲达帕胺（2.5 mg/d）是另一种用于治疗高血压的、经过充分研究的利尿药。培哚普利 / 吲达帕胺（百普乐）与格列齐特缓释片（达美康）预防糖尿病患者心血管疾病的对照评

估（Action in Diabetes and Vascular Disease：Preterax and Diamicron MR Controlled Evaluation，ADVANCE）研究显示，联合应用吲达帕胺和培哚普利可使糖尿病患者的微血管事件或大血管事件发生风险下降 9%。

12.4 袢利尿药

这种速效利尿药有口服制剂和静脉注射制剂，都是治疗心力衰竭最常用的药物，对于伴有肾功能受损的患者，较噻嗪类利尿药更为有效，而噻嗪类药物对肾功能正常的患者效果更好。

12.4.1 作用机制

袢利尿药可阻断髓袢升支粗段的 Na^+-K^+-Cl^-的转运系统（图 12.1），增加管腔内 Na^+、K^+、Mg^{2+}和 Ca^{2+}浓度，降低肾的浓缩与稀释功能，从而实现利尿的作用。此外，该类药物还可增强前列腺素介导的血管舒张作用，引起血液重新分配，降低心脏前负荷，进而改善心力衰竭的症状。

12.4.2 禁忌证、不良反应和药物相互作用

- 同噻嗪类利尿药一样，袢利尿药最常见的不良反应是过度利尿和代谢紊乱，低钾血症、低钙血症、低镁血症、低氯血症都可能发生。
- 袢利尿药应避免用于妊娠（可致胎儿畸形）、肝衰竭、低钾血症、低血压和过敏患者。
- 可导致糖尿病患者发生高渗性非酮症昏迷；粒细胞缺乏症少见。
- 呋塞米与氨基糖苷类和头孢菌素类抗生素同用时可使后者的肾毒性增强，也可提高血清中锂的水平，很快

导致锂中毒。

12.4.3 适应证

呋塞米（20 ~ 500 mg/d）可用于治疗心力衰竭。通常呋塞米静脉注射用于治疗失代偿性心力衰竭，但有时也可考虑用于高血压危象的紧急治疗——尽管目前多数官方推荐使用其他替代药物。与噻嗪类利尿药相反，袢利尿药在肾衰竭时仍具有利尿作用，因此，用于这一类患者群既可控制高血压，又可调节体液平衡，但在肾衰竭和少尿时，通常需要加大用药剂量（可达到 500 mg/d）。

12.5 保钾利尿药和盐皮质激素（醛固酮）受体阻滞剂

这类药物主要包括醛固酮受体拮抗剂（aldosterone receptor antagonist，ARA）螺内酯、选择性盐皮质激素受体阻滞剂依普利酮、肾小管上皮钠通道（epithelial sodium-channel，ENaC）阻滞剂阿米洛利等。保钾利尿药是低效利尿药，临床应用中其保钾作用更为重要。这类药物在心力衰竭、难治性高血压以及肝硬化所致的门静脉高压治疗中都有重要作用。

12.5.1 作用机制

由于心输出量减少或低血压而使肾灌注压降低或局部缺血时，近球细胞分泌肾素增加（图 12.2）。此外，Na^+排出过多和 β 受体激活都可促进肾素分泌。肾素使血管紧张素原转化为血管紧张素 I，血管紧张素 I 在血管紧张素转化酶的作用下转化为缩血管物质——血管紧张素 II，血管紧张素 II 刺激肾上腺皮质分泌醛固酮。醛固酮可收缩血管，促进肾钠

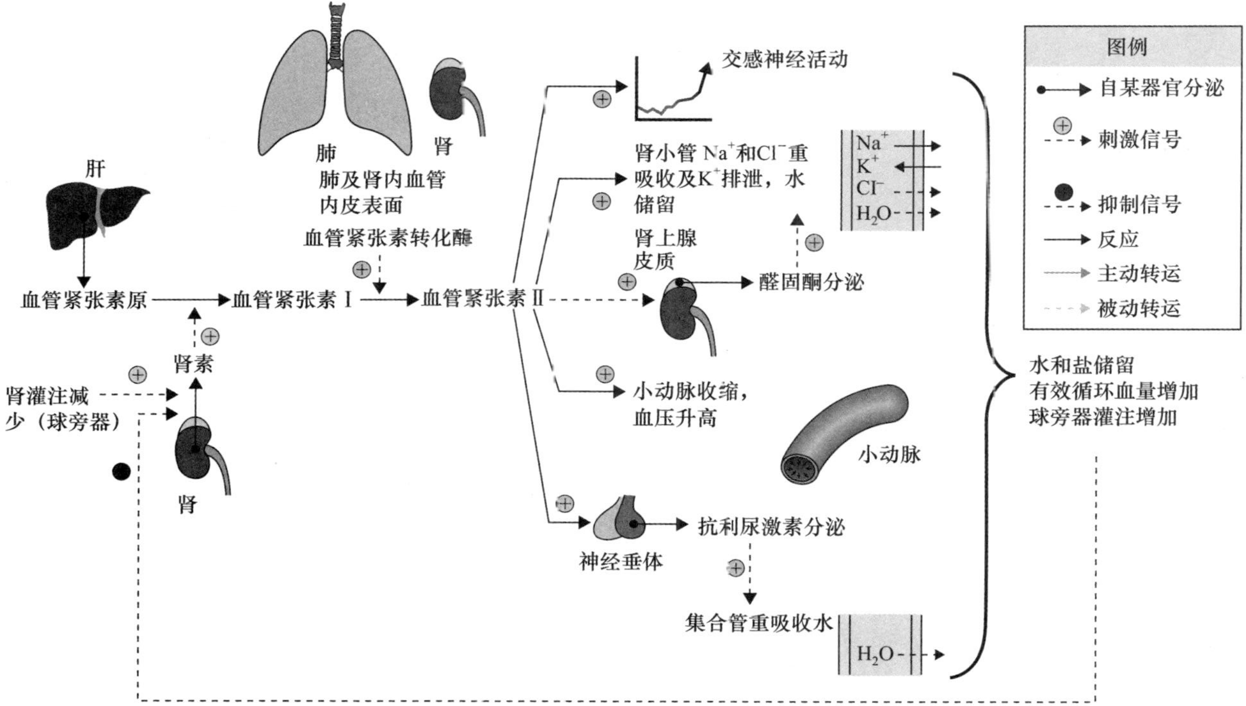

图 12.2 肾素–血管紧张素–醛固酮系统级联反应图示

的重吸收和钾的分泌。

螺内酯抑制位于集合管的醛固酮受体，减少钠的重吸收和钾的分泌，进而起到保钾利尿的作用。其他保钾利尿药，如阿米洛利、氨苯蝶啶，则与管腔膜的转运体相互作用，阻止尿钠进入上皮细胞。上述药物均可直接抑制钾的分泌。

12.5.2 禁忌证、不良反应和相互作用

- 高钾血症和低钠血症等代谢紊乱不常见，常规监测即可。
- 螺内酯较常见的不良反应为男性乳腺发育症和围绝经期女性的月经失调。
- 由于氨苯蝶啶促进结石的形成，故禁用于有肾结石病史的患者。然而，其他保钾利尿药未见此不良反应。此外，非甾体抗炎药（non-steroidal antiinflammatory drug，NSAID）和氨苯蝶啶同时使用可导致肾衰竭，应避免同时应用。
- 尽量避免在肌酐清除率＜ 20 ml/min 时应用此类药物。
- 阿司匹林可减轻螺内酯的不良反应。

12.5.3 适应证与应用

- NICE 推荐（NICE 指南，CG 127）在四步疗法的第 4 步加用螺内酯。螺内酯随机评估研究（Randomized aldactone Evaluation Study，RALES）证实，螺内酯通常能显著改善严重心力衰竭患者的预后（Pitt 等）。依普利酮治疗心肌梗死后心力衰竭的疗效和生存研究（Eplerenone Post-Acute Myocardial Infarction Heart Failure Efficacy and Survival Study，EPHESUS）显示，选择性 ARA 依普利酮也有益于心肌梗死后长期存活的心力衰竭患者。依普利酮被推荐为治疗难治性高血压或使用螺内酯有明显不良反应时的三线或四线药物。

- 受其作用机制的影响，ARA 单独使用时其降压作用很弱，因此，常与其他降压药物同时使用。
- 目前，越来越多的研究者认为，原发性醛固酮增多症是难治性高血压的一个重要原因。在治疗难治性高血压患者时，加用 ARA 以阻断醛固酮过度增强的作用经常可以改善血压。然而，在这样的病例中，仍应警惕患者是否患有肾上腺醛固酮腺瘤（aldosterone-producing adenoma，APA，也称 Conn 腺瘤），并谨慎评估是否需要手术治疗。
- ARA 也用于治疗代谢紊乱（如 Liddle 综合征和 Bartter 综合征）、门静脉高压和腹水以及中、重度心力衰竭。

12.6　总结

在高血压治疗中，利尿药一直起着重要、广泛的作用。无论是单独使用还是联合使用，其广泛的可用性、高成本效益以及令人满意的安全性，保证了患者的高度依从性。重要的是，在患者同时伴有充血性心力衰竭、继发性高血压的原发疾病（如醛固酮增多症）等其他疾病时，利尿药的应用具有重要的临床意义。

主要参考文献

Brater DC (1998). Diuretic therapy. *New England Journal of Medicine*;339: 387.

Brown MJ, Palmer CR, Castaigne A, *et al.* (2000). Morbidity and mortality in patients randomised to double-blind treatment with a long-acting calcium-channel blocker or diuretic in the International Nifedipine GITS study: Intervention as a Goal in Hypertension Treatment (INSIGHT). *Lancet*; 356: 366–72.

Ettinger B, Oldroyd NO, Sorgel F (1980). Triamterene nephrolithiasis. *Journal of American Medical Association*; 244: 2443.

Favre L, Glasson P, Vallotton MB (1982). Reversible acute renal failure from combined triamterene and indomethacin: A study in healthy subjects. *Annals of Internal Medicines*; 96: 317.

Higgins B, Williams B, Guideline Development Group. (2007). Pharmacological management of hypertension. *Clinical Medicine*; 7: 612–6.

Juurlink DN, Mamdani MM, Kopp A, *et al.* (2004). Drug-induced lithium toxicity in the elderly: a population-based study. *Journal of American Geriatric Society*; 52: 794–8.

Kostis JB, Wilson AC, Freudenberger RS, *et al.* (2005). Long-term effect of diuretic-based therapy on fatal outcomes in subjects with isolated systolic hypertension with and without diabetes. *American Journal of Cardiology;* 95: 29–35.

Krakoff LR (2005). Diuretics for hypertension. *Circulation;* 112: e127–9.

NICE guidelines, GC 127. http://www.nice.org.uk/nicemedia/live/13561/56015/56015.pdf>

Pitt B, Zannad F, Remme WJ, *et al.* (1999). The effect of spironolactone on morbidity and mortality in patients with severe heart failure. Randomized Aldactone Evaluation Study Investigators. *New England Journal of Medicine.* 341:709–17

Rosenberg J, Gustafsson F, Galatius S, *et al.* (2005). Combination therapy with metolazone and loop diuretics in outpatients with refractory heart failure: an observational study and review of the literature. *Cardiovascular Drugs Therapy;*19: 301–6

Rossignol P, Ménard J, Fay R, *et al.* (2011). Eplerenone survival benefits in heart failure patients post-myocardial infarction are independent from its diuretic and potassium-sparing effects. Insights from an EPHESUS (Eplerenone Post-Acute Myocardial Infarction Heart Failure Efficacy and Survival Study) substudy. *Journal of the American College of Cardiology* 58: 1958–66.

Siscovick DS, Raghanathan TE, Psaty BM, *et al.* (1994). Diuretic therapy for hypertension and the risk of primary cardiac arrest. *New England Journal of Medicine;* 330: 1852.

Tamargo J, Sequra J, Ruilope LM (2014). Diuretics in the treatment of hypertension Part 2: loop diuretics and potassium sparring agents. *Expert Opinion in Pharmacotherapeutics;* 15:605–21.

Weinberger MH, Roniker B, Krause SL, *et al.* (2002). Eplerenone, a selective aldosterone blocker, in mild-to-moderate hypertension. *American Journal of Hypertension;* 15: 709–16.

Wright JT Jr, Dunn JK, Cutler JA, *et al.* (2005). Outcomes in hypertensive black and nonblack patients treated with chlortalidone, amlodipine, and lisinopril. *Journal of American Medical Association;* 293: 1595–608.

第 13 章

β 受体阻滞剂

原著　Sunil Nadar

翻译　牛淑冬

要点

- β 受体阻滞剂通过阻断体内 β 受体发挥作用。
- β 受体阻滞剂一度曾经是唯一一种治疗高血压的临床药物。
- 最近的临床试验数据显示，β 受体阻滞剂的降压、降低心血管发病及脑血管事件风险的作用不如其他药物。
- 目前的高血压防治指南建议，只有在出现强制性适应证（如急性冠状动脉综合征、缺血性心脏病、心力衰竭）时，才应用 β 受体阻滞剂。

13.1　β 受体阻滞剂的分类

对 β 受体阻滞剂进行分类的依据包括其对受体的选择性、内在拟交感神经活性（intrinsic sympathomimetic activity，ISA）、对 α 受体的阻断作用以及外周血管舒张作用等特性。表 13.1 列出了各种 β 受体阻滞剂的特性。

表 13.1 β 受体阻滞剂及其特性

药物	β_1 受体选择性	内在拟交感神经活性	脂溶性	α 受体阻滞效应
醋丁洛尔	+	+	+	−
阿替洛尔	++	−	−	−
倍他洛尔	++	−	−	−
比索洛尔	+++	−	+	−
布新洛尔	−	−	+	−
卡替洛尔	−	+	−	−
卡维地洛	−	−	+++	+
塞利洛尔	++	+	−	−
艾司洛尔	++	−	−	−
拉贝洛尔	−	−	++	+
美托洛尔	++	−	++	−
奈比洛儿	++	−	++	−
喷布洛尔	−	+	+++	−
吲哚洛尔（心得乐）	−	+++	++	−

13.2 作用机制

β 受体阻滞剂阻断内源性儿茶酚胺，包括肾上腺素和去甲肾上腺素与 β 受体的结合。已知的 β 受体有 β_1、β_2、β_3 三种。β_1 受体主要分布于心脏和肾（球旁细胞）。β_2 受体主要分布于肺、胃肠道、肝、血管平滑肌、子宫、骨骼肌（血管）。β_3 受体主要分布于脂肪细胞。

β 受体阻滞剂对心脏的作用包括负性变时和离子移变作用，这些作用导致心脏传导速度和自动节律性下降。在肾，β_1 受体激活引起肾素释放，因此，β 受体阻滞剂可降低高血压患者血浆肾素水平。尽管 β 受体阻滞剂的降压效应与血浆肾素水平之间的基本关联尚未确定，但对于肾素水平高的患者，应用 β 受体阻滞剂进行治疗可引起血压水平明显下降。β_2受体激活引起平滑肌舒张，进而引起血管舒张和支气管扩张。由于 β_2受体阻滞剂被认为可导致血管收缩和加重高血压，最初被禁用于高血压患者。然而，后来的研究否定了这种认识，并证明患者接受 30 ～ 400 mg/d 不同剂量的心得安治疗，平卧位血压平均下降 19 mmHg/7 mmHg。

β 受体阻滞剂降压机制包括：

- 减少心输出量（归因于负性变时和离子移变作用）
- 减少肾素释放
- 作用于中枢神经系统，降低交感神经活动水平

13.3　β 受体阻滞剂在高血压治疗中的作用

多项研究表明，与安慰剂比较，β 受体阻滞剂可有效降低血压水平。然而，单独使用 β 受体阻滞剂治疗高血压时，没有研究数据显示其降低死亡率和发病率的作用强于安慰剂。β 受体阻滞剂在高血压治疗中的作用与患者是否有相关的强制性适应证有关，例如，缺血性心脏病、心力衰竭、糖尿病、慢性肾疾病（chronic kidney disease，CKD）、脑血管疾病、老年以及少数民族等。

尽管很少甚至缺乏资料显示 β 受体阻滞剂的有益作用，1983 年至 1997 年期间，这类药物一直被认为是降压治疗的一线药物。较新的指南（见第 21 章）不推荐 β 受体阻滞剂作为一线药物单独使用，其原因如下文所述，β 受体阻滞剂的降压以及预防心血管和脑血管终点事件的作用不如其他药物显著。

临床试验显示，β 受体阻滞剂的降压作用不如其他药

物显著。氯沙坦干预减少高血压终点事件研究（Losartan Intervention for Endpoint Reduction in hypertension，LIFE）显示，在随机分配到阿替洛尔组的患者中，血压得到控制的患者比例不足 50%，不足 10% 的患者能够维持阿替洛尔单药治疗。在瑞典第一次老年高血压患者试验（Swedish Trial in Old Patients with Hypertension-1，STOP-1）中，阿替洛尔治疗的有效率大约为利尿药的 50%。在盎格鲁–斯堪的纳维亚心脏终点试验——降压治疗部分（Anglo-Scandinavian Cardiac Outcomes Trial—Blood Pressure Lowering Arm Study，ASCOT-BPLA）研究中，氨氯地平组降低血压的幅度大于阿替洛尔组，其中收缩压降低幅度大于阿替洛尔组 1.7 mmHg，舒张压降低幅度大于阿替洛尔组 2.0 mmHg。氨氯地平组与阿替洛尔组相比，脑卒中风险和冠心病事件风险分别降低 23% 和 4%。本研究中，降压效应与对脑卒中、冠心病发病风险的影响具有相关性。

（英国）医学研究理事会（Medical Research Council，MRC）的研究显示，即使在调整了降压作用的影响之后，利尿药降低心血管事件风险的作用仍比 β 受体阻滞剂更为显著。根据这一结果推测，在降压作用之外，利尿药有可能对高血压患者还具有其他有益影响。更应关注的问题是，β 受体阻滞剂对老年患者心血管系统造成的不利影响是否可能超过了降压作用所带来的益处。

Messereli 及其同事（1998 年）对 10 项针对老年患者的随机试验进行了系统分析，通过与利尿药比较，评估了 β 受体阻滞剂的降压效果。结果显示，应用利尿药单药治疗时，有 2/3 的患者血压控制良好，而应用 β 受体阻滞剂单药治疗时，仅有不到 1/3 的患者血压得到良好的控制。这项研究的结果还显示，在预防心血管事件、致死性脑卒中、心血管疾病死亡率及全因死亡率等方面，利尿药的作用优于 β

受体阻滞剂。与安慰剂相比，β 受体阻滞剂使脑卒中风险降低 16% ～ 22%，这一作用低于同等血压水平下其他降压药物的作用（38%）。此外，与其他降压药物相比，β 受体阻滞剂在降低全因死亡率、心血管疾病死亡率和心肌梗死终点事件方面没有明显效果。另有 meta 分析显示，与钙通道阻滞剂和肾素-血管紧张素-醛固酮系统拮抗剂相比，应用 β 受体阻滞剂治疗时，脑卒中风险分别升高 24% 和 30%，这一作用对老年患者的影响较对年轻患者的影响更为明显（表 13.2 和 13.3）。

证据显示，β 受体阻滞剂降低中心动脉压的作用不如对外周肱动脉压的作用显著。在传输动脉功能性终点（Conduit Artery Functional Endpoint，CAFE）研究中，在相同外周动脉压的基础上，以阿替洛尔 / 基苄氟噻嗪为基础的治疗组与以氨氯地平 / 培哚普利为基础的治疗组相比，中心动脉收缩

表 13.2　对 β 受体阻滞剂治疗高血压的随机对照试验的主要 meta 分析概述：β 受体阻滞剂与安慰剂比较——风险比（95% 置信区间）

Meta 分析，年份	试验编号	死亡率	心肌梗死	脑卒中
Cochrane，2007	4	0.99（0.88 ～ 1.11）	0.93（0.81 ～ 1.07）	0.80（0.66 ～ 0.96）
Bradley 等，2006	4	0.99（0.88 ～ 1.11）	0.93（0.81 ～ 1.07）	0.80（0.66 ～ 0.96）
Khan 等，2006	5	0.91（0.74 ～ 1.12）	0.98（0.83 ～ 1.16）	0.78（0.63 ～ 0.98）
Lindholm 等，2005	7	0.95（0.86 ～ 1.04）	0.93（0.83 ～ 1.05）	0.81（0.71 ～ 0.93）
Carlberg 等，2004（atenolol）	4	1.01（0.89 ～ 1.15）	0.99（0.83 ～ 1.19）	0.85（0.72 ～ 1.01）

表 13.3 对 β 受体阻滞剂治疗高血压的随机对照试验的主要 meta 分析概述：β 受体阻滞剂与其他降压药比较——风险比（95% 置信区间）

Meta 分析，年份	试验编号	死亡率	心肌梗死	脑卒中
Khan 等，2006	5	0.97（0.83 ~ 1.14）	0.97（0.86 ~ 1.10）	0.99（0.67 ~ 1.44）
Khan 等，2006	7	1.05（0.99 ~ 1.11）	1.06（0.94 ~ 1.20）	1.18（1.07 ~ 1.30）
Khan 等，2006	13	10.3（0.99 ~ 1.08）	1.02（0.93 ~ 1.12）	1.16（1.04 ~ 1.30）
Carlberg 等，2004（atenolol）	5	1.13（0.97 ~ 1.33）	1.04（0.89 ~ 1.20）	1.30（1.12 ~ 1.50）

压和中心动脉脉搏压分别升高 4.3 mmHg 和 3 mmHg。

最近由 Wiysonge 及其同事完成的循证医学回顾证实，β 受体阻滞剂降低全因死亡率、脑卒中和总心血管事件的作用劣于各种钙通道阻滞剂，防止脑卒中的作用次于肾素-血管紧张素系统（renin-angiotensin system，RAS）抑制剂。Lindholm 及其同事完成的关于 β 受体阻滞剂作用的 meta 分析得出了相似的结论。在另一个 meta 分析中，Khan 和 McAlister 发现，经 β 受体阻滞剂治疗后，改善主要心血管事件（脑卒中、心肌梗死、死亡）的复合结局和老年人脑卒中发病率的作用均不如其他治疗方法显著，但在较为年轻的患者则未见上述差异。以上所有研究者均认为，目前的证据不支持将 β 受体阻滞剂用作高血压治疗的一线药物。

值得注意的是，最近欧洲高血压学会（European Society of Hypertension，ESH）和欧洲心脏病学会（European Society of Cardiology，ESC）发行的指南对 β 受体阻滞剂的意见没

有那么负面。指南中建议，由于 β 受体阻滞剂对于有近期心脏病发作史和心力衰竭的患者具有很好的作用，β 受体阻滞剂仍可作为一线降压药物使用。但指南中也提到 β 受体阻滞剂增加体重的作用和对代谢活动的不利影响，故建议应避免 β 受体阻滞剂用于具有多重心血管疾病危险因素（包括代谢综合征或有代谢综合征主要表现）的患者，具体包括腹部肥胖、空腹血糖正常范围内高值或空腹血糖异常、葡萄糖耐量降低、具有糖尿病危险因素者。

13.4　β 受体阻滞剂与缺血性心脏病

缺血性心脏病是最常见的高血压靶器官损害（target organ damage，TOD）。对于高血压伴有稳定型心绞痛的患者，通常首选药物是 β 受体阻滞剂。对于有稳定型心绞痛、但没有陈旧性心肌梗死的患者，建议应用钙通道阻滞剂，因为后者没有 β 受体阻滞剂的胰岛素抵抗、体重增加、运动耐量下降、性功能障碍等不良反应。

有明确的证据显示，β 受体阻滞剂能够降低陈旧性心肌梗死患者的死亡率。对相关的前瞻性随机试验结果进行的分析显示，β 受体阻滞剂可使死亡率降低 23%；而相关的观察性研究表明，β 受体阻滞剂可使死亡率下降高达 40%。在对 84 例患者进行为期一年的治疗中，有 1 人经抢救脱离了死亡危险。在对 107 例患者为期一年的治疗中，1 人经抢救防止了非致死性心肌梗死的再发生。在 β 受体阻滞剂治疗中需要进行额外治疗以降低死亡率的人数远低于抗血小板药物和他汀类药物。

对于急性冠状动脉综合征患者，早期给予 β 受体阻滞剂静脉注射的效果是复杂的。心肌梗死溶栓试验 -2B（Thrombolysis In Myocardial Infraction，TIMI-2B）、国际心肌梗死生存（International study of Infarct Survival，ISIS-1）研究、急性心肌梗死美托洛尔试验（Metoprolol in Acute Myocardial Infarction，MIAMI）结果均显示，早期静脉注射 β 受体阻滞剂具有有利的影响，而全球应用链激酶和组织纤溶酶原激活物治疗闭塞冠状动脉（Global Utilization of Streptokinase and Tissue Plasminogen Activator for Occluded Coronary Arteries，GUSTO）试验显示，早期使用 β 受体阻滞剂使死亡风险提高 30%，而且心力衰竭、休克发生率和起搏器使用率也明显提高。

13.5 心力衰竭与 β 受体阻滞剂

由于负性离子移变作用，β 受体阻滞剂最初被禁用于心力衰竭。然而，一些针对慢性心力衰竭的大型研究［如心功能不全患者的比索洛尔研究 Ⅱ（Cardiac Insufficiency Bisoprolol Study Ⅱ，CIBIS- Ⅱ）］和充血性心力衰竭应用美托洛尔随机干预试验（Metoprolol Randomized Intervention Trial in Congestive Heart Failure，MERIT-HF）证明，对于继发于左心室功能不全的心力衰竭患者，β 受体阻滞剂可显著降低死亡率和发病率。多个 meta 分析显示，无论年龄、性别以及有或无糖尿病，β 受体阻滞剂治疗都会起到有益的作用。

对于舒张性心力衰竭，β 受体阻滞剂可用于降低心率（变时作用），从而延长舒张期，可能会改善运动时血流动力学反应的适应性。有限的证据显示，普萘洛尔治疗可以降低心力衰竭综合征和有心肌梗死病史患者的死亡率和左心室质量，同时保护左心室收缩功能。然而，在一项针对中度收缩性心力衰竭患者的研究中，通过放射性核素心室造影进行观察，卡维地洛和安慰剂的作用相似，对左心室舒张功能参数都未有明显的改善。Pallazuoli 及其同事（2004 年）通过超声心动图参数分析发现，卡维地洛对舒张期充盈没有改善作用，即在卡维地洛治疗后，在多普勒下观察，二尖瓣充盈模式由限制性充盈模式转变为“伪正常血流模式”。这一现象的确认尚需要更大规模的研究。

13.6　β 受体阻滞剂与糖尿病

β 受体阻滞剂已被证明具有增强胰岛素抵抗和诱发糖尿病的作用。一个对 22 项临床试验结果进行的 meta 分析显示，应用 β 受体阻滞剂和利尿药后，糖尿病风险远高于安慰剂组。另一个对 12 项研究进行的 meta 分析对 9 442 名患者的评估显示，经 β 受体阻滞剂治疗后，新发糖尿病风险比其他非利尿药降压药高出 22%。体重指数和空腹血糖的基线水平升高是新发糖尿病的显著性预测因子。阿替洛尔以及 β 受体阻滞剂用于老年患者时，患糖尿病的风险更高。

发生糖尿病的主要机制可能包括体重增加、β 受体介导的胰岛 β 细胞释放胰岛素功能衰退、骨骼肌组织血流减少导致的胰岛素敏感性下降。β 受体阻滞剂还因为自主神经阻滞作用而导致未觉察低血糖症（hypoglycaemia unawareness）。

在卡维地洛和美托洛尔对高血压糖尿病患者的血糖控制作用的比较研究（Glycaemic Effects in Diabetes Mellitus Carvedilol-Metoprolol Comparison in Hypertension，GEMINI）中，经美托洛尔治疗后，患者糖化血红蛋白升高，而卡维地洛则不引起这一改变，提示各种 β 受体阻滞剂对糖尿病发病的影响不同。

13.7　β 受体阻滞剂对左心室肥厚的影响

左心室肥厚是心血管疾病死亡率和发病率的强预测因子，左心室肥厚逆转降低心血管疾病死亡率和发病率的作用与血压下降无关。一个关于多种降压方法与左心室肥厚逆转作用的 meta 分析显示，β 受体阻滞剂的作用劣于利尿药、钙拮抗剂、血管紧张素转化酶抑制剂（ACEI）和血管紧张素受体阻滞剂。氯沙坦干预减少高血压终点事件研究（Losartan Intervention for Endpoint reduction in hypertension，LIFE）显示，氯沙坦和阿替洛尔的降压作用相似，氯沙坦的左心室肥厚逆转效应优于阿替洛尔。

13.8 β 受体阻滞剂与体重增加

β 受体阻滞剂治疗与全身性的体重轻度增加有关。只有少数临床试验报道，在 β 受体阻滞剂治疗过程中出现了体重改变。在这些报道中，体重平均增加约 1.2 kg（0.4 ～ 3.5 kg）。这一作用可能与 β 受体阻滞剂降低代谢率和其他对能量代谢的不良影响有关，因此，在 β 受体阻滞剂治疗过程中，对于超重高血压患者较难进行肥胖管理。

13.9 β 受体阻滞剂与黑种人患者

在黑种人中，高血压的患病率、严重程度都高于其他人群，对机体的影响也更为显著。证据显示，黑种人患者对 β 受体阻滞剂、血管紧张素转化酶抑制剂（ACEI）或血管紧张素受体阻滞剂的单药治疗应答略低于利尿药或钙通道阻滞剂。此外，β 受体阻滞剂降低黑种人患者收缩压的作用与安慰剂相似，甚至有报道显示，β 受体阻滞剂甚至可能使收缩压升高。因此，当应用 β 受体阻滞剂降压治疗无效时，临床医生应停止用药而不是增加剂量。

13.10 β 受体阻滞剂与孕妇

β 受体阻滞剂一直被用于治疗妊娠期高血压、甲状腺功能亢进症和心房颤动。针对孕妇的 β 受体阻滞剂的药效学研究比较充分，应用该类药物时罕见引起严重的母体不良反应。对于 β 受体阻滞剂应用于胎儿的药效学和不良反应了解较少，文献报道有时相互矛盾。由于有一些关于胎儿不良反应的报道，β 受体阻滞剂的安全性是有争议的，尤其是阿替洛尔和普萘洛尔。

一个包含 13 项试验（1 480 名女性试验对象）的 meta 分析显示，与安慰剂和其他药物相比，β 受体阻滞剂降低了重度高血压的风险和额外增加降压药物的需要。关于 β 受体阻滞剂影响围产儿死亡率和早产率的资料还不足以得出结论。β 受体阻滞剂可能还与增加小于胎龄儿（small-for-gestational-age, SGA）有关。11 项试验比较了 β 受体阻滞剂和甲基多巴的治疗效果，两者的作用和安全性相似。β 受体阻滞剂拉贝洛尔兼有阻滞 α 受体的特性，是常用的二线药物。

13.11　β 受体阻滞剂对生活质量的影响

关于 β 受体阻滞剂对生活质量的影响，包括对正常运动能力、认知能力、睡眠质量、总体情绪、性功能（男性勃起障碍和两性的性欲减退）等，一直具有争议。而且有研究显示，β 受体阻滞剂可损害记忆功能，尤其是非选择性 β 受体阻滞剂，如普萘洛尔。普萘洛尔等亲脂性 β 受体阻滞剂可损害日间活动的认知能力，还能够抑制快动眼睡眠和降低睡眠质量。

大型流行病学调查显示，β 受体阻滞剂还与用药后 12 个月内抗抑郁药使用增加有关（与其他慢性病治疗对照组对比）。然而，这种相关性经常是与其他因素混杂的。一项双盲、随机、病例-对照研究显示，β 受体阻滞剂对认知功能没有影响。事实上，一项纳入了 312 名高血压患者的安慰剂-对照试验显示，与安慰剂相比，普萘洛尔并未导致明显的认知功能损害。

β 受体阻滞剂治疗可引起性功能障碍，一方面是血管扩张作用影响男性勃起功能，另一方面更常见，是抑制性欲。有几项交叉研究报道，与赖诺普利和缬沙坦阳性对照组相比，采用 β 受体阻滞剂治疗的男性高血压患者性活动减少。遗憾的是，这些研究不能确定性活动减少的性质是机械活动性功能障碍还是性心理障碍。然而，有许多机械活动性功能障碍的推论，如与接受其他降压药物治疗者相比，接受 β 受体阻滞剂治疗的男性睾酮水平下降。这些研究的结果都不确定，而且一直都不能提供理论假设与有效性活动 / 勃起功能评估之间的相关性。

13.12 第三代 β 受体阻滞剂

第三代 β 受体阻滞剂的扩血管活性与之前的各种药物有很大不同，在临床效果上显示出更好的前景。奈必洛尔是第三代亲脂性 β 受体阻滞剂，具有明确的 β_1 受体选择性和扩血管作用。很多实验和人体研究显示，奈必洛尔增加一氧化氮的生物利用度，引起血管舒张，改善内皮细胞功能。奈必洛尔还具有抗氧化功能。有人体研究显示，奈必洛尔降低中心动脉压的作用强于阿替洛尔。显著的降压作用和降低心脏前、后负荷是奈必洛尔主要的药理学特性。这些作用提示，奈必洛尔可能对心力衰竭患者也是有益的。奈必洛尔干预对老年心力衰竭患者的结局与再入院的影响研究（Study of the Effects of Nebivolol Intervention on Outcomes and Rehospitalization in Seniors with Heart Failure，SENIORS）显示，奈必洛尔用于老年心力衰竭患者是有效的，而且耐受性良好。一般来说，奈必洛尔对糖代谢和血脂代谢没有明显的影响，这是对传统的 β 受体阻滞剂应用局限性的一个突破。此外，奈必洛尔没有任何内在拟交感神经活性。

13.13　禁忌证

β 受体阻滞剂可以导致支气管痉挛、心脏传导阻滞、心动过缓、低血压和休克。其绝对禁忌证包括严重的哮喘、阻塞性肺疾病。

β 受体阻滞剂应慎用于严重失代偿性心力衰竭、周围性血管疾病、控制不良的胰岛素依赖性糖尿病患者。在疑似嗜铬细胞瘤患者，也应慎用 β 受体阻滞剂，因为在 β 受体被抑制的状态下，嗜铬细胞瘤引起的 α 受体激动作用可能导致严重的高血压危象。

主要参考文献

Bangalore S, Messerli FH, Kostis JB, *et al.* (2007). Cardiovascular protection using beta-blockers: a critical review of the evidence. *Journal of the American College of Cardiology*; 50(7): 563–72.

Bradley HA, Wiysonge CS, Volmink JA, *et al.* (2006). How strong is the evidence for use of beta-blockers as first-line therapy for hypertension? Systematic review and meta-analysis. *Journal of Hypertension*; 24(11): 2131–41.

Brewster LM, van Montfrans GA, Kleijnen J (2004). Systematic review: antihypertensive drug therapy in black patients. *Annals of Internal Medicines*; 141(8): 614–27.

Carlberg B, Samuelsson O, Lindholm LH (2004). Atenolol in hypertension: is it a wise choice? *Lancet*; 364(9446): 1684–9.

Larochelle P, Tobe SV, Lacourciere Y (2014). Beta blockers in hypertension: studies and meta-analyses over the years. *Canadian Journal of Cardiology*; 30(5 suppl): S16–22.

Lindholm LH, Carlberg B, Samuelsson O (2005). Should beta blockers remain first choice in treatment of primary hypertension? A meta-analysis. *Lancet*; 366: 1545–53.

Messerli FH, Grossman E, Goldbourt U (1998). Are beta-blockers efficacious as first-line therapy for hypertension in the elderly? A systematic review. *Journal of American Medical Association*; 279(23): 1903–7.

Wiysonge CS, Bradley H, Volmink J, *et al.* (2012). Beta-blockers for hypertension. *Cochrane Database of Systematic Reviews*; 15; 8: CD002003.

第 14 章

钙通道阻滞剂

原著　Sunil Nadar

翻译　牛淑冬

要点

- 钙通道阻滞剂包括多种化学结构和药理作用不同的药物，对降低血压非常有效。
- 临床试验显示，钙通道阻滞剂可改善心血管疾病高危人群的心血管疾病结局。
- 目前的指南推荐钙通道阻滞剂为治疗高血压的一线药物。
- 钙通道阻滞剂通常耐受性良好。

14.1 引言

多年来，钙通道阻滞剂一直是控制高血压的有效药物。“钙通道阻滞剂”这一术语首次提出于 1969 年，当时 Fleckenstein 用“钙通道阻滞剂”来描述一种具有负性变力和冠状动脉扩张作用的化合物。维拉帕米是最先应用的钙通道阻滞剂之一，之后又出现几种药理学作用机制相似的药物。与 β 受体阻滞剂不同，每种钙通道阻滞剂的分子结构各不相同。

14.2 作用机制

Ca^{2+}进入细胞后，激活平滑肌和心肌纤维内的收缩系统；相反，细胞内 Ca^{2+}减少则降低心肌收缩力，同时引起外周血管和冠状血管舒张。尽管各种钙通道阻滞剂都有抑制 Ca^{2+}内流的特性，但各种药物对于血管平滑肌、心肌及心脏传导系统的作用却是不同的。本质上，钙通道阻滞剂通过抑制电压依赖性的 L- 型和 T- 型钙通道发挥作用，但各类药物分别具有不同的分子结构和结合位点。目前已经确定的钙通道阻滞剂有三类：二氢吡啶类（代表药物为硝苯地平和氨氯地平）、苯并噻氮䓬类（代表药为地尔硫䓬）、苯烷胺类（代表药为维拉帕米）。因此，钙通道阻滞剂具有化学和药理学异质性，能够以不同强度阻断不同部位的钙通道。例如，苯烷胺类与心脏传导系统有很强的亲和力，而二氢吡啶类（硝苯地平、氨氯地平）作用于阻力血管平滑肌。苯并噻氮䓬类，如地尔硫䓬，则均衡地作用于心肌和阻力血管平滑肌。

尽管这三类钙通道阻滞剂一直广泛应用于临床，但第二代二氢吡啶类药物（硝苯地平、氨氯地平、非洛地平）和具有降低心率作用的非二氢吡啶药物（如维拉帕米）是最常用的降压药。常用的钙通道阻滞剂的基本分类和分子结构见图 14.1。

14.3 钙通道阻滞剂用于高血压治疗的临床证据

几项临床随机试验已证实了钙通道阻滞剂在高血压治疗中的效果，其中最大的一项试验是降压和降脂预防心肌梗死试验（Anti-hypertensive and Lipid Lowering Treatment to Prevent Heart Attack Trial，ALLHAT）。这是一项前瞻性随机对照研究，共纳入 33 357 名同时伴有一种其他心血管危险因素的高血压患者，分别采用氯噻酮、赖诺普利、氨氯地

(a) Nifedipine

(b) Amlodipine

(c) Verapamil

(d) Diltiazem

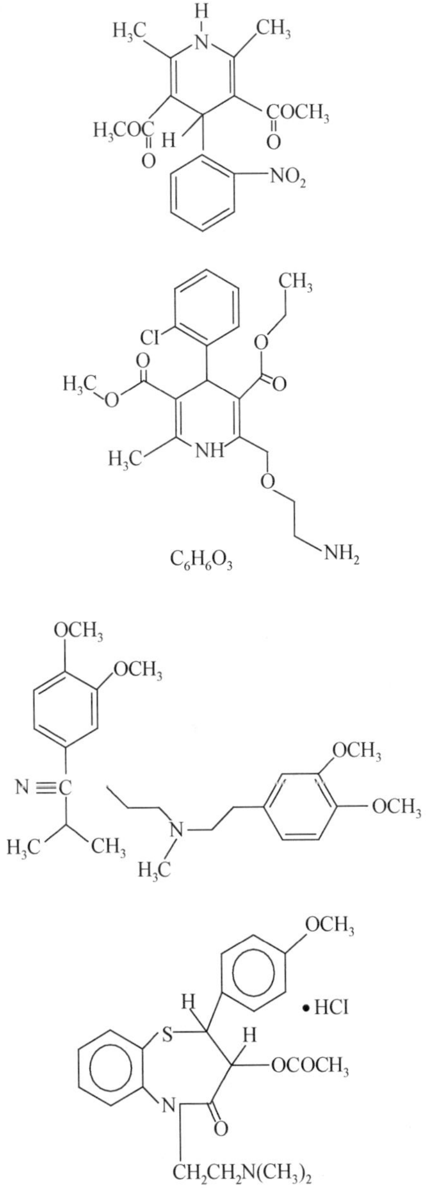

图 14.1 钙通道阻滞剂的分类与分子结构。(**a**) 硝苯地平 (nifedipine);(**b**) 氨氯地平 (amlodipine);(**c**) 维拉帕米 (verapamil);(**d**) 地尔硫䓬 (diltiazem)

平、多沙唑嗪中的一种药物进行治疗。除了多沙唑嗪组由于心力衰竭发病者过多而提前终止试验以外，其他各组进行了 4.9 年的跟踪观察。结果显示，三组的主要终点事件（致死性和非致死性心肌梗死）无显著差异；氨氯地平组血压下降 11.5 mmHg±9.3 mmHg，40% 的患者根据试验方案需要加用一种其他降压药；氯噻酮降低收缩压的效果优于赖诺普利和氨氯地平。

另一项大型随机对照试验——缬沙坦抗高血压长期使用评估试验（Valsartan Antihypertensive Long-term Use Evaluation Trial，VALUE）在 15 245 名伴有多种心血管疾病风险的高血压患者中比较了氨氯地平和缬沙坦的作用（所有患者在参与试验前均采用两种或多种降压药物治疗）。结果显示，氨氯地平的降压作用优于缬沙坦，氨氯地平组血压下降了 17.3 mmHg±9.9 mmHg，缬沙坦组血压下降了 15.2 mmHg±8.2 mmHg。氨氯地平组在开始的 6 个月降压效果最好，降压作用与这段时期的心血管事件发生率下降具有相关性。然而，两组的终点事件发生率没有差异。

控释维拉帕米与心血管系统终点事件的研究（Controlled Onset Verapamil Investigation of Cardiovascular Endpoints，CONVINCE）逐一比较了钙通道阻滞剂和 β 受体阻滞剂各方面的作用，共有 16 602 名同时伴有一种心血管疾病危险因素的高血压患者参加了研究，参加者被随机分为两组接受治疗：①维拉帕米延时缓释制剂组；②阿替洛尔组：需要时加用一种利尿药（作为二线药物）。结果显示，两组的降压幅度没有显著差异（维拉帕米组血压下降 13.6 mmHg±7.8 mmHg；阿替洛尔组血压下降 13.5 mmHg±7.1 mmHg）。此外，两组的主要心血管结局，即心血管死亡率也未见显著差异。

国际维拉帕米缓释片 / 群多普利研究（International Verapamil Trandolapril Study，INVEST）对 22 576 名伴冠状动脉疾

病的高血压患者进行了观察。入选者被随机分为两组：①维拉帕米组：采用维拉帕米缓释片和群多普利治疗，必要时加用氢氯噻嗪；②阿替洛尔组：采用阿替洛尔（每日 2 次）和氢氯噻嗪治疗，必要时加用群多普利。两组的平均血压下降幅度相似，主要心血管结局（全因死亡率、非致死性心肌梗死、非致死性脑卒中）未见差异。

盎格鲁-斯堪的纳维亚心脏终点试验——降压治疗部分（Anglo-Scandinavian Cardiovascular Outcomes Trial—Blood Pressure Lowering Arm，ASCOT-BPLA）在 19 342 名没有冠状动脉疾病史的高血压患者中观察了氨氯地平和阿替洛尔预防冠状动脉性心脏病（coronary heart disease，CHD）的作用。这一研究在持续 5.5 年后，因在试验中发现了钙通道阻滞剂显著降低主要终点事件的作用而提前结束。研究发现，氨氯地平治疗与脑卒中、总体心血管事件、全因死亡率的下降具有相关性。此外，氨氯地平组的糖尿病发病率低于 β 受体阻滞剂组。

地尔硫䓬降压作用的证据来自于北欧地尔硫䓬（Nordic Diltiazem，NORDIL）研究。这是一个前瞻性、随机入选、开放治疗、盲法评估终点的研究，入选的 10 881 名患者来自瑞典和挪威的医疗中心，年龄为 50 ～ 74 岁，舒张压 ≥ 100 mmHg。入选者被随机分为地尔硫䓬组、β 受体阻滞剂 / 利尿药组、β 受体阻滞剂＋利尿药组。结果表明，地尔硫䓬组预防主要复合终点事件（脑卒中、心肌梗死及其他心血管病死亡）的效果不亚于 β 受体阻滞剂 / 利尿药和 β 受体阻滞剂＋利尿药组，其降低收缩压的幅度稍弱于 β 受体阻滞剂＋利尿药组。

硝苯地平控释片国际降压研究（International Nifedipine GITS Study of Intervention as a Goal in Hypertension Treatment，INSIGHT）比较了硝苯地平（每日 1 次）和氢氯噻嗪＋咪吡嗪

两种治疗方案对高危高血压患者的心血管疾病发病率和死亡率的影响。研究募集了 6 321 名年龄在 55 ～ 80 岁的高血压患者，血压值≥ 150 mmHg/95 mmHg 或收缩压＞ 160 mmHg，且至少同时伴有一种心血管疾病危险因素。结果显示，两种治疗方案对于预防总体心血管和脑血管并发症的效果相当。

综上所述，大量临床证据支持钙通道阻滞剂的降压疗效。这些临床试验通过与其他降压药的比较证实了钙通道阻滞剂的降压作用和预防心血管事件的作用。表 14.1 总结了钙通道阻滞剂用于治疗高血压的主要临床试验。

14.4 钙通道阻滞剂在蛋白尿性肾病治疗中的应用

钙通道阻滞剂的另外一个功能是对肾的保护作用。对于伴有蛋白尿的高血压患者（蛋白质＞ 300 mg/g 肌酐），二氢吡啶不能延缓肾病的进展。如果作为降压药使用，必须联合使用血管紧张素转化酶抑制剂（ACEI）或血管紧张素Ⅱ受体阻滞剂。相反，Bakris 及其同事（2004 年）完成的一项纳入 28 项临床试验的系统回顾显示，尽管二氢吡啶类和非二氢吡啶类钙通道阻滞剂的降压效果相似，但非二氢吡啶类药物降低肾病患者（伴或不伴糖尿病）蛋白尿的作用更佳。

14.5 钙通道阻滞剂的不良事件、安全性和耐受性

使用钙通道阻滞剂治疗时，在最初几周内，患者最典型的不良反应包括面部潮红、外周性水肿、低血压、心动过速、皮疹、头痛、便秘。以上所列不是所有的不良反应，但

表 14.1　钙阻滞剂降压作用试验证据总结

试验	试验对象	结果
ALLHAT	33 357 名伴有一种其他危险因素的高血压患者	氨氯地平减少心肌梗死的作用与其他药物相当
VALUE	5 245 名伴有多种其他危险因素的高血压患者	氨氯地平降压作用优于缬沙坦，降低心血管事件作用无差异
CONVINCE	6 602 名伴有一种其他危险因素的高血压患者	维拉帕米与阿替洛尔降压作用和对心血管结局的影响相当
INVEST	22 576 名伴有冠状动脉疾病的高血压患者	维拉帕米与群多普利降压作用相当；两者对全因死亡率和对心血管死亡率的影响无差异
ASCOT-BPLA	9 342 名无冠状动脉疾病病史的高血压患者	氨氯地平降低全因死亡率和对心血管死亡率的作用优于其他药物，且减少糖尿病的发病率
NORDIL 研究	10 881 名舒张压>100 mmHg 的高血压患者	地尔硫䓬降低全因死亡率和对心血管死亡率的作用与其他药物相当
INSIGH	6 321 名伴有一种其他危险因素的高血压患者	硝苯地平与复方盐酸阿米洛利和氢氯噻嗪降低心血管死亡率的作用相当

ALLHAT：降压和降血脂治疗预防心肌梗死试验（Antihypertensive and Lipid-Lowering Treatment to Prevent Heart Attack Trial）
VALUE：缬沙坦抗高血压长期使用评估试验（Valsartan Antihypertensive Long-term Use Evaluation Trial）
CONVINCE：维拉帕米控制心血管终点发作试验（Controlled Onset Verapamil Investigation of Cardiovascular Endpoints）
INVEST：国际维拉帕米缓释片 / 群多普利研究（International Verapamil Trandolapril Study）
ASCOT-BPLA：盎格鲁-斯堪的纳维亚心脏终点试验——降压治疗部分（Anglo-Scandinavian Cardiac Outcomes Trial—Blood Pressure Lowering Arm Study）
NORDIL 研究：北欧地尔硫䓬（Nordic Diltiazem）研究
INSIGH：硝苯地平控释片国际降压研究（International Nifedipine GITS Study: Intervention as a Goal in Hypertension Treatment）

通常这些最初出现的症状会在用药几周后消失。

对钙通道阻滞剂在高血压治疗中的应用并非毫无争议。最初在硝苯地平的临床试验中，急性心肌梗死（acute myocardial infarction，AMI）的发生率的提高是很显著的，当时的一个 meta 分析强调了这类药物长期应用的潜在威胁。这个 meta 分析对 9 项临床试验中的 22 743 名患者的治疗效果进行了分析，结果提示，钙通道阻滞剂提高了患者心肌梗死、心力衰竭和主要心血管事件的风险。而降压治疗试验协作组（Blood Pressure Lowering Treatments Trialists' Collaboration，BPLTTC）提出相反的意见，根据他们的研究结果，钙通道阻滞剂并未提高任何心血管疾病或事件的风险。最近又有三个 meta 分析支持钙通道阻滞剂的安全性和疗效，其中两个来自 BPLTTC 对 27 项试验的系统分析（两个 meta 分析分别入选 136 124 名和 158 709 名高血压患者，其中第二分析中有 33 395 名患者同时伴有糖尿病）。另外一个 meta 分析由 Staesson 及其同事（2002 年）完成，共系统分析了 9 项试验的 65 605 名患者的资料。这些 meta 分析均肯定了钙通道阻滞剂在降低血压和心血管疾病风险中的疗效，且未发现钙通道阻滞剂提高心力衰竭的发病率。只有 INSIGHT 显示，钙通道阻滞剂可提高致死性心肌梗死的发病率。

在预防心力衰竭方面，二氢吡啶类钙通道阻滞剂对降低收缩性心力衰竭死亡率和入院率具有中等强度的作用；而维拉帕米和地尔硫䓬具有负性变力作用，禁用于左心室收缩功能障碍患者。

另外，在心脏传导异常的情况下，禁用非二氢吡啶类钙通道阻滞剂。

14.6 总结与建议

钙通道阻滞剂是有效的降压药，多个临床试验证实，无论是单独使用还是与其他药物联合使用，钙通道阻滞剂对于高血压的治疗都是有效的。英国高血压学会（BHS）/ 欧洲高血压学会（ESH）2013 年的指南推荐，钙通道阻滞剂为 55 岁以上及非洲或加勒比后裔患者的一线降压药物。噻嗪类利尿药也是这一人群的一线替代药物。钙通道阻滞剂被推荐为单纯收缩期高血压、伴有左心室肥厚或女性高血压患者的一线药物。上述药物可降低长期心血管疾病风险，且一般来说耐受性良好。这些药物不应用于左心收缩功能受损的患者。只有非二氢吡啶类钙通道阻滞剂可考虑用于蛋白尿性肾病，且最好能够和肾素–血管紧张素–醛固酮系统受体阻滞剂联合应用。硝苯地平是唯一一种经检验可用于妊娠期的钙通道阻滞剂。

钙通道阻滞剂也被推荐与血管紧张素转化酶抑制剂（ACEI）联合应用于伴有糖尿病和代谢综合征（被认为是前驱糖尿病）患者。有 meta 分析显示，钙通道阻滞剂预防脑卒中和延缓颈动脉粥样硬化的作用稍强于利尿药和 β 受体阻滞剂。

主要参考文献

Bakris GL, Weir MR, Secic M, *et al.* (2004). Differential effects of calcium antagonist subclasses on markers of nephropathy progression. *Kidney International;*, 65 (6): 1991–2002.

Costanzo P, Perrone-Filardi P, Petretta M, *et al.* (2009). Calcium channel blockers and cardiovascular outcomes: a meta-analysis of 175,634 patients. *Journal of Hypertension*; 27: 1136–51.

Dahlöf B, Sever PS, Poulter NR, *et al.* ASCOT Investigators. (2005). Prevention of cardiovascular events with an antihypertensive regimen of amlodipine adding perindopril as required versus atenolol adding bendroflumethiazide as required, in the Anglo-Scandinavian Cardiac Outcomes Trial-Blood Pressure Lowering Arm (ASCOT-BPLA): a multicentre randomised controlled trial. *Lancet;* 366(9489): 895–906.

Julius S, Kjeldsen SE, Weber M, *et al.* (2004). Outcomes in hypertensive patients at high cardiovascular risk treated with regimens based on valsartan or amlodipine: the VALUE randomised trial. *Lancet;* 363(9426): 2022–31.

ALLHAT Collaborative Research Group (2004). Major cardiovascular events in hypertensive patients randomized to doxazosin vs chlortalidone: the antihypertensive and lipid-lowering treatment to prevent heart attack trial (ALLHAT). *Journal of American Medical Association;* 283(15): 1967–75.

Nathan S, Pepine CJ, Bakris GL, *et al.* (2005). Calcium antagonists. Effects on cardiorenal risk in hypertensive patients. *Hypertension;* 46: 637–42.

Neal B, MacMahon S, Chapman N. Blood Pressure Lowering Treatment Trialists' Collaboration. (2000). Effects of ACE inhibitors, calcium antagonists, and other blood-pressure-lowering drugs: results of prospectively designed overviews of randomised trials. *Lancet;* 356 (9246): 1955–64.

Pahor M, Psaty BM, Alderman MH (2000). Health outcomes associated with calcium antagonists compared with other first-line antihypertensive therapies: a meta-analysis of randomised controlled trials. *Lancet;* 356(9246): 1949–54.

Rothwell PM, Howard SC, Dolan E, *et al.* (2010) Effects of beta blockers and calcium-channel blockers on within-individual variability in blood pressure and risk of stroke. *Lancet Neurology*; 9: 469–80.

Singh BN (1986). The mechanisms of action of calcium antagonists relative to their clinical application. *British Journal of Clinical Pharmacology;* 21 (Suppl 2): 109–22.

Staessen JA, Wang JG, Thijs L (2002). Calcium-channel blockade and cardiovascular prognosis: recent evidence from clinical outcome trials. *American Journal of Hypertension*; 15(7 Pt 2): 85S–93S.

The Task Force for the management of arterial hypertension of the European Society of Hypertension (ESH) and of the European Society of Cardiology (2013). ESH/ESC Guidelines for the management of arterial hypertension *European Heart Journal*; 34, 2159–19.

第 15 章

血管紧张素转化酶抑制剂

原著　Sunil Nadar
翻译　牛淑冬

要点

- 血管紧张素转化酶抑制剂可抑制血管紧张素 II 的生成和交感神经系统活动，提高缓激肽水平。
- 血管紧张素转化酶抑制剂可有效降压，延缓肾病、左心室肥厚、心力衰竭等靶器官损害。
- 血管紧张素转化酶抑制剂还可降低心肌梗死后的死亡率，有效治疗高危冠状动脉疾病和周围血管疾病。
- 血管紧张素转化酶抑制剂的主要不良反应包括咳嗽、血管性水肿、高钾血症、肾功能衰退（尤其在伴有肾动脉狭窄时）。

15.1　引言

肾素–血管紧张素–醛固酮系统（renin-angiotensin-aldosterone system，RAAS）可影响血管紧张性、体液量的调节、电解质平衡和血容量，因此，在高血压的病理生理机制中起着重要作用。

肾素由肾的近球细胞合成和分泌。近球细胞位于入球小动脉管壁中，靠近致密斑。肾素将肝合成和释放的蛋白质——血管紧张素原转化为血管紧张素Ⅰ（十肽）。血管紧张素Ⅰ由存在于肺循环和血管内皮细胞的血管紧张素转化酶（angiotensin-converting enzyme，ACE）转化为血管紧张素Ⅱ（八肽）。血管紧张素Ⅱ具有活性，可引起血管收缩，并通过促进醛固酮释放而导致钠潴留。

自 20 世纪 70 年代起，人们就开始探索以 RAAS 为靶点改善血压。血管紧张素转化酶抑制剂（angiotensin-converting enzyme inhibitor，ACEI）是最先开发的以 RAAS 为作用靶点的药物，于 1977 年开始用于治疗高血压，目前所有的临床证据都验证了它在高血压控制中的重要地位。

15.2 药理学

15.2.1 药物代谢动力学

表 15.1 总结了 ACEI 类药物的药理学作用。除赖诺普利和卡托普利外，ACEI 均为前体药物，有利于吸收，但需要

表 15.1 各种血管紧张素转化酶抑制剂（ACEI）的特点

药物	前体药物	半衰期（小时）	消除途径	剂量（mg/d）	达到最大效应的时间（小时）
卡托普利	否	2	肾	25 ～ 150	1
福辛普利	是	12	肾和肝	10 ～ 40	46
依那普利	是	11	肾	5 ～ 40	46
群多普利	是	16 ～ 24	肾和肝	1 ～ 4	68
喹那普利	是	3	肾	10 ～ 80	4
培哚普利	是	9	肾	4 ～ 8	34
赖诺普利	否	13	肾	5 ～ 40	46
雷米普利	是	12	肾和肝	1.25 ～ 10	36
苯那普利	是	21	肾和肝	5 ～ 40	24

在体内水解后才具有生物学活性。总体来说，该类药物经口服吸收良好，半衰期短（培哚普利除外），主要通过肾清除，少数经肝排泄。由于侧链（卡托普利含巯基链，福辛普利含氧膦基链，其他含羧基链）和脂溶性的不同，每种 ACEI 类药物具有不同的特性，其脂溶性可影响其对组织的通透性。

15.2.2　作用机制

ACEI 通过阻滞 ACE 对血管紧张素 I 的水解作用抑制血管紧张素 II 的生成。血管紧张素 II 具有强缩血管作用，并且通过促进醛固酮分泌和激活交感神经系统引起水盐潴留（框 15.1 列出了血管紧张素 II 在人体中的作用）。因此，阻断血管紧张素 II 的生成有助于控制血压。然而，据观察，ACEI

框 15.1　血管紧张素 II 的作用

心脏

- 心肌肥厚
- 间质纤维化

冠状动脉

- 内皮功能紊乱
- 冠状血管收缩
- 促进动脉粥样硬化形成过程中的炎症反应

肾

- 提高肾小球内压力
- 促进蛋白质漏出
- 肾小球生长和纤维化
- 促进钠的重吸收

肾上腺

- 促进醛固酮的合成

血液

- 高凝状态

使血浆血管紧张素Ⅱ下降的作用只能维持几周，其原因可能是有非 ACE 途径引起的血管紧张素Ⅱ再生作用。正常情况下，血管紧张素Ⅱ抑制肾素的生成。当血管紧张素Ⅱ浓度下降时，当其浓度下降到不足以抑制肾素生成的水平时，肾素和血管紧张素Ⅰ水平将会升高，替代途径的蛋白酶，如糜蛋白酶等，即可水解血管紧张素Ⅰ，生成血管紧张素Ⅱ。

经过 6 个月时间，血管紧张素Ⅱ通常已恢复到正常水平，但血压水平仍可继续得到控制。这种现象的部分原因是 ACEI 提高了强舒血管物质缓激肽水平（正常情况下 ACE 降低缓激肽水平）。缓激肽还能促进强舒血管物质一氧化氮的生成。非甾体类抗炎药可减弱 ACEI 的降压作用，其主要原因是阻断了肾内的前列腺素途径。

ACEI 还可降低交感神经系统的活动水平。虽然 ACEI 不能持续降低儿茶酚胺的静息血浆浓度，但在同时应用其他扩血管药时，ACEI 可使常见的反射性交感神经兴奋效应降低。通过对外周血管的扩张作用，ACEI 可使全身血管舒张，降低心脏前、后负荷。虽然 ACEI 对交感神经系统具有一定的抑制作用，但对心率的影响却微乎其微。

ACEI 还能防止长期高血压患者常见的心肌重塑和心力衰竭，似乎还能引起左心室肥厚逆转。推测这种作用是由于 ACEI 减少了血管紧张素Ⅱ和醛固酮的生成所致，因为两者都具有促进平滑肌和纤维组织增生的作用。

ACEI 还能改善高血压患者的内皮细胞和血小板功能，这一效应被认为并非是由降压作用所引起的。

15.3 临床应用

15.3.1 在高血压治疗中的应用

20 世纪 80 年代初，临床安慰剂-对照试验已经证实

ACEI 的降压作用不亚于其他降压药。然而，关于其预防心血管事件和靶器官损害（target organ damage，TOD）的作用是否优于其他降压药物，出现了一些相互矛盾的研究结果。早期的研究如瑞典第二次老年高血压患者试验（Swedish Trial in Old Patients with Hypertension-2，STOP-2）、糖尿病患者的目标血压控制试验（Appropriate Blood Pressure Control in Diabetes Trial，ABCD）和卡托普利预防试验（Captopril Prevention Project，CAPP）都能证明，ACEI 预防心血管结局的作用优于其他降压药。

降压治疗试验协作组（Blood Pressure Lowering Treatments Trialists' Collaboration，BPLTTC）的一个 meta 分析（纳入 4 项安慰剂-对照随机试验，共 12 124 名患者，大部分同时伴有冠状动脉性心脏病）显示，与对照组相比，ACEI 组患者的脑卒中、冠状动脉性心脏病、主要心血管事件的发生率分别下降了 30%、20%、21%。在该分析中，ACEI 治疗组、利尿药治疗组和 β 受体阻滞剂治疗组的主要心血管结局风险未见显著差异，ACEI 组的心力衰竭发生率具有临界统计学意义的下降趋势。

澳大利亚第二次国家高血压研究（Second Australian National Blood Pressure Study，ANBP-2）在 6 083 名患者中比较了依那普利和氢氯噻嗪的治疗效果，两组患者分别根据需要加用了其他降压药。经过 4.1 年的跟踪研究，结果显示，尽管两种药物的降压效果相同，但依那普利组的累计死亡率和心血管事件发生率明显低于氢氯噻嗪组，其中心肌梗死的发生率下降最为显著。盎格鲁-斯堪的那维亚心脏终点事件试验（Anglo-Scandinavian Cardiac Outcomes Trial，ASCOT）比较了氨氯地平＋培哚普利与阿替洛尔＋噻嗪类利尿药在近 2 000 名患者中的治疗效果，两组的非致死性心肌梗死和致死性冠状动脉性心脏病的终点事件没有显著差异，但次要终点事件——全因死亡率和致死性、非致死性脑卒中发生率有显著差异。降压和降血脂治疗预防心肌梗死试验（Anti-hypertensive and Lipid Lowering Treatment to Prevent Heart Attack Trial，ALLHAT）将 33 357 名患者（每位患者至少同时伴有一种其他心血管疾病风险）随机分为氯噻酮、氨氯地平、赖诺普利三个治疗组，通过平均 4.9 年的跟踪观察，其主要结局——心血管疾病死亡、非致死性心肌梗死无显著差异，但赖诺普利组具有较高的 6 年累计心血管疾病复合发病率、脑卒中发病率、心力衰竭发病率，统计结果分别为 33.3% 对 30.9%、6.3% 对 5.6%、8.7% 对 7.7%。不过这项试验因较多的方法学问题和提前终止而被质疑。

多项研究还发现，由于黑种人循环血中肾素水平偏低，ACEI 可能对黑种人血统的高血压患者效果不明显。然而，进一步研究表明，加入利尿药或加大剂量后，ACEI 仍然有良好的降压作用。

15.3.2 二级预防和心血管疾病高危因素

培哚普利预防卒中复发研究（Perindopril Protection Against Recurrent Stroke Study，PROGRESS）将 6 105 例有脑卒中或短暂性脑缺血发作病史的患者（伴有或不伴高血压）随机分为培哚普利组和安慰剂组，经过 4 年的跟踪观察，培哚普利可降低脑卒中发病率（10% 对 14%），并可降低主要心血管事件总体发生风险。其中，高血压患者和非高血压患者脑卒中发生率下降比例相似。培哚普利＋吲达帕胺联合治疗时，血压下降幅度和主要心血管事件总体发生风险降低程度（43%）大于培哚普利单药治疗。

有几项研究探讨了无充血性心力衰竭的冠状动脉疾病患者是否也能够由于 ACEI 的抗动脉粥样硬化作用而在治疗

中受益的问题。喹那普利缺血事件研究（Quinapril Ischemic Event Trial，QUIET）和辛伐他汀 / 依那普利冠状动脉粥样硬化研究（Simvastatin/Enalapril Coronary Atherosclerosis Trial，SCAT）均未能证明 ACEI 具有这一作用；血管造影术观察的结果显示，与安慰剂相比，ACEI 并未减轻冠状动脉损伤的程度。然而，心脏结局预防评估研究（Heart Outcomes Prevention Evaluation，HOPE）、培哚普利减少稳定型冠心病患者心脏事件欧洲试验（European trial on Reduction of Cardiac Events with Perindopril in Stable Coronary Artery Disease，EUROPA）、ACEI 预防事件试验（Prevention of Events with Angiotensin-Converting Enzyme Inhibition，PEACE）和替米沙坦单用及与雷米普利联用的全局终点试验（ONTARGET）均证明，ACEI 用于二级预防可降低总体心血管终点事件。对心力衰竭患者和心肌梗死后患者研究的结果充分证明，ACEI 对于冠状动脉硬化或其他动脉粥样硬化患者具有普遍的血管保护作用。

15.3.3　糖尿病性肾病

糖尿病患者的目标血压值低于非糖尿病患者。糖尿病和高血压的发病机制都与胰岛素抵抗有关。大剂量噻嗪类利尿药和 β 受体阻滞剂都能破坏非糖尿病高血压患者的胰岛素敏感性。已经证明，ACEI 可减少 1 型糖尿病患者的蛋白尿，防止进行性肾小球硬化和肾功能丧失。虽然关于 2 型糖尿病肾病的研究多数与血管紧张素受体阻滞剂的应用有关，但可以推测，ACEI 对治疗 2 型糖尿病肾病也是有效的。

15.3.4　心力衰竭

ACEI 对于心力衰竭的作用也已被确认。多个试验，如北斯堪的那维亚依那普利生存协作研究（Cooperative North Scandinavian Enalapril Survival Study，CONSENSUS）、雷米普利对急性心肌梗死的疗效研究（Acute Infarction Ramipril efficiency Study，AIRES）、心室扩张生存试验（Survival and Ventricular Enlargement Trial，SAVE）、群多普利心脏评价（Trandolapril Cardiac Evaluation，TRACE）研究均已证明了ACEI 对急性心肌梗死（acute myocardial infarction，AMI）后甚至非心肌梗死性左心室功能不全的疗效。ACEI 也已被证明可逆转高血压患者的左心室肥厚，并因此减少这些患者舒张期功能障碍的发生率。

15.3.5 心房颤动

一些研究已证明，ACEI 可显著减少心房颤动的发生率。对于由 AMI 引起的左心室功能不全患者，川哚普利治疗可使心房颤动的发生率较安慰剂组下降 47%。一项回顾性分析显示，参加左心室功能不全研究（Studies of Left Ventricular Dysfunction，SOLVD）的患者中，经依那普利治疗的患者的心房颤动的发生率较安慰剂组下降 78%。该分析显示，依那普利治疗是降低心房颤动风险的最强预测因素。TRACE 研究的一项子研究也有类似的发现，在研究中，川哚普利可降低 AMI 伴发左心室功能损害患者的心房颤动发生率。

Zaman 及其同事（2005 年）研究了 ACEI 对直流电复律治疗心房颤动的影响。结果显示，接受 ACEI 治疗的患者恢复窦性节律所需的除颤次数和因心房颤动再次入院的比率明显下降。应用 ACEI 治疗时，心房颤动期间信号平均 P 波时限（signal-averaged P-wave duration，PWD-P）明显缩短。

尽管 ACEI 降低左心室功能不全患者心房颤动发生风险

的确切机制尚不清楚，但大部分心房颤动患者都伴有其他心血管疾病危险因素，包括高血压，因此，应用 ACEI 治疗这类患者应该是明智的选择。

15.4　不良反应

总体来说，ACEI 是耐受性最好的降压药物之一。20 世纪 80 年代，ACEI 的大剂量使用导致了多种严重的剂量相关性不良反应，如中性粒细胞减少症、蛋白尿性肾疾病、皮疹等，但减少剂量后这些不良反应大为减少。有文献报道了一些非特异性反应，如困倦、头痛、疲劳、恶心和腹泻。最常见的不良反应包括：

- 首剂低血压反应
- 无痰干咳
- 对血容量不足的代偿反应减退
- 肾功能轻度下降（肾功能指标可高于基线水平 20%）
- 高钾血症

罕见不良反应包括血管性水肿、过敏反应、白细胞减少症、味觉障碍伴肾功能不全。肾功能显著减退时应警惕肾动脉狭窄的存在。

15.5　禁忌证

绝对禁忌证包括妊娠、双侧肾动脉狭窄，单侧肾动脉狭窄。有血管神经性水肿病史，尤其是发生血管神经性水肿之前使用过 ACEI，也是 ACEI 的绝对禁忌证。相对禁忌证包括严重的肾功能不全、主动脉狭窄和梗阻型心肌病（obstructive cardiomyopathy，HOCM）。

15.6 现行建议

依据 2013 年英国高血压学会（BHS）/ 欧洲心脏病学会（ESC）的指南，ACEI 的强制性适应证包括：心力衰竭、心肌梗死后左心室功能不全、既有冠状动脉性心脏病、1 型糖尿病性肾病、脑卒中二级预防；可能适应证包括：慢性肾衰竭、2 型糖尿病性肾病、蛋白尿性肾病。指南还建议，对于 55 岁以下和非非洲-加勒比后裔患者，将 ACEI 作为一线药物进行单药治疗。ACEI 最好避免与肾素-血管紧张素系统拮抗药（如血管紧张素受体阻滞剂或肾素抑制剂）联合使用。收缩期高血压患者联合治疗避免心血管事件研究（Avoiding Cardiovascular Events through Combination Therapy in Patients Living with Systolic Hypertension，ACCOMPLISH）等证明，ACEI 与钙通道阻滞剂联合用药具有良好的治疗效果。ACEI 还被推荐用于左心室肥厚患者的治疗。

主要参考文献

Bakris GL, Serafidis PA, Weir MR, *et al.* for the ACCOMPLISH Trial Investigators (2010). Renal outcomes with different fixed-dose combination therapies in patients with hypertension at high risk for cardiovascular events (ACCOMPLISH): a prespecified secondary analysis of randomised controlled trial. *Lancet*; 375: 1173–81.

Blood Pressure Lowering Treatment Trialists' Collaboration (2000). Effects of ACE inhibitors, calcium antagonists and other blood pressure lowering drugs: results of prospectively designed overviews of randomised trials. *Lancet*; 355: 1955–64.

Blood Pressure Lowering Treatment Trialists' Collaboration (2003). Effects of different blood-pressure-lowering regimens on major cardiovascular events: results of prospectively-designed overviews of randomised trials. *Lancet*; 362: 1527–35.

Blood Pressure Lowering Treatment Trialists' Collaboration (2005). Effects of different blood-pressure-lowering regimens on major cardiovascular events in individuals with and without diabetes mellitus: results of prospectively-designed overviews of randomised trials. *Archives of Internal Medicine*; 165: 1410–19.

Fox KM; EURopean trial On reduction of cardiac events with Perindopril in stable coronary Artery disease Investigators (2003). Efficacy of perindopril in reduction of cardiovascular events among patients with stable coronary artery disease: randomised, double-blind, placebo-controlled, multicentre trial (the EUROPA study). *Lancet*; 362(9386): 782–88.

Kunz R, Friedrich C, Wolbers M, *et al.* (2008) Meta-analysis: effect of monotherapy and combination therapy with inhibitors of the renin angiotensin system on proteinuria in renal disease. *Annals of Internal Medicine*; 148: 30–48.

Reboldi G, Angeli F, Cavallini C, *et al.* (2008). Comparison between angiotensin-converting enzyme inhibitors and angiotensin receptor blockers on the risk of myocardial infarction, stroke and death: a meta-analysis. *Journal of Hypertension*; 26: 1282–89.

Regulski M, Regulska K, Stainsz BJ, *et al.* (2014). Chemistry and Pharmacology of Angiotensin converting enzyme inhibitors. *Current Pharmacological Design;* November 12 (epub)

Schneider MP, Hua TA, Bohm M, *et al.* (2010). Prevention of atrial fibrillation by renin-angiotensin system inhibition: a meta-analysis. *Journal of the American College of Cardiology*; 55: 2299–307.

Shahin Y, Khan JA, Chetter I (2012). Angiotensin converting enzyme inhibitors effect on arterial stiffness and wave reflections: a meta-analysis and meta-regression of randomised controlled trials. *Atherosclerosis*; 221: 18–33.

The Heart Outcomes Prevention Evaluation (HOPE) investigators (2000). Effects of an angiotensin-converting-enzyme inhibitor, ramipril, on cardiovascular events in high-risk patients. *New England Journal of Medicine;* 342: 145–53.

The Task Force for the management of arterial hypertension of the European Society of Hypertension (ESH) and of the European Society of Cardiology (2013). ESH/ESC Guidelines for the management of arterial hypertension. *European Heart Journal;* 34, 2159–219.

第 16 章

血管紧张素受体阻滞剂

原著　Mehmood Butt

翻译　牛淑冬

要点

- 高血压的药物治疗包括在不同分子位点调节肾素–血管紧张素–醛固酮系统的活动。
- 血管紧张素 II 的受体主要包括血管紧张素 1 受体（AT1）和血管紧张素 2 受体（AT2）。
- 血管紧张素受体阻滞剂主要抑制 AT1 受体。
- 血管紧张素受体阻滞剂在高血压和心力衰竭的一级预防和二级预防中具有明确的作用。

16.1　背景

16.1.1　药理学

随着对肾素–血管紧张素–醛固酮系统（renin-angiotensin-aldosterone system，RAAS）的认识和明确其在高血压形成中的关键作用，人们对其多种成分分子进行了大量研究，以期改善这一系统的活动。由于血管紧张素受体阻滞剂可抑制这一负反馈系统活动的最终路径，有关血管紧张素受体阻滞剂相关的研究的进展显得尤为重要。

肌丙抗压素（sar1 Ile8-ANG Ⅱ）是 20 世纪 70 年代早期应用于临床的第一代血管紧张素受体阻滞剂，由于其具有肽链结构，肌丙抗压素不适合口服，且其药代动力学特性较差（如生物利用度差、作用时间短）。含咪唑环结构的二代非肽类血管紧张素受体阻滞剂具有更为令人满意的特性，如可以口服，对血管紧张素Ⅱ受体的识别能力更强等。之后，通过用杂环取代咪唑环，二代血管紧张素受体阻滞剂得到进一步改进，新的药物对 AT1 受体的亲和力进一步提高，这一改进推动了新一代血管紧张素受体阻滞剂的生产，这类药物名称的后缀均为“沙坦（sartan）”。

16.1.2 血管紧张素Ⅱ受体

在人体和动物模型已确认两种主要的血管紧张素Ⅱ受体——AT1 和 AT2 受体。

在啮齿类动物模型，AT1 受体被进一步分为 AT1a 受体和 AT1b 受体两个亚类。其中，AT1a 受体在血管平滑肌分布丰富，AT1b 受体主要存在于垂体、肾上腺和脑室周围区域。因此推测，AT1a 受体在血管紧张性的调节中发挥重要作用，而 AT1b 受体主要负责激素调控和渗透压调节。与 AT1 受体相比，对 AT2 受体的了解较少，这类受体似乎主要存在于胎儿组织、脑组织特定区域、肾上腺、卵巢和子宫，推测可能与细胞调控有关。

16.2 作用机制：肾素-血管紧张素-醛固酮系统回顾

在肾内多种因素（肾钠减少、肾灌注压下降、β_1受体激活）的刺激下，球旁器释放肾素。肾素使循环血中的血管紧张素原转化为血管紧张素Ⅰ，后者被血管紧张素转化酶（angiotensin-converting enzyme，ACE）进一步转化为血管紧张素Ⅱ。血管紧张素Ⅱ通过激活 AT1 受体、AT2 受体及促进肾上腺皮质分泌醛固酮形成血压调节作用。

尤其是 AT1 受体的激活可促进血管收缩和肾对钠的重吸收，并进一步激活交感神经系统，从而对于升高血压起到非常重要的作用。血管紧张素受体阻滞剂直接拮抗血管紧张素受体，避免了对 ACE 的抑制，以及随之而来的缓激肽蓄积和部分患者由于使用 ACEI 造成的干咳。因此，血管紧张素受体阻滞剂可提供一种针对 RAAS 的特异性抑制作用，同时又可避免 ACEI 所产生的不良反应。

图 16.1 为 RAAS 活动机制图示。

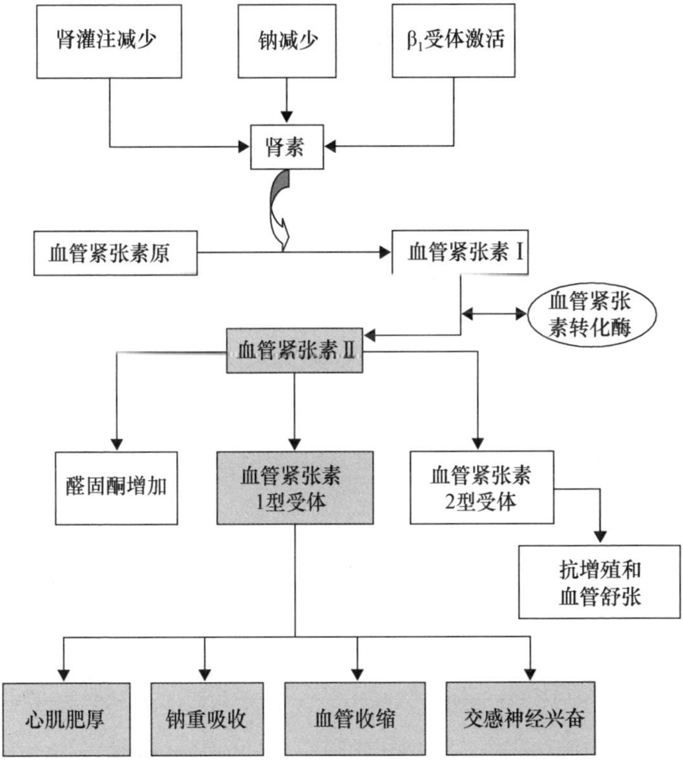

图 16.1　肾素-血管紧张素-醛固酮系统

16.3 各种血管紧张素受体阻滞剂之间的药理学差异

目前已开发出多种血管紧张素受体阻滞剂，尽管各种血管紧张素受体阻滞剂对血管紧张素Ⅱ受体都有高度的选择性，但也各具特点，如对 AT1/AT2 受体的亲和力、生物利用度、拮抗模式、细胞水平诱导的第二信使信号等。表 16.1 总结了血管紧张素受体阻滞剂的部分药理学差异。

表 16.1 血管紧张素受体阻滞剂的药理学特性

药物	生物利用度	食物影响	活性代谢产物	血浆半衰期（小时）	蛋白质结合（%）	AT1 受体亲和力	拮抗方式
氯沙坦	33	极小	有	2	98.7	50	C
缬沙坦	25	减少 40% ～ 50%	无	6	95.0	10	NC
坎地沙坦酯	42	无	有	3.5 ～ 4	99.5	280	—
厄贝沙坦	70	无	无	11 ～ 15	＞ 90	5	NC
依普沙坦	13	无	无	5 ～ 9	97.0	100	C
替米沙坦	40 ～ 60	无	无	24	＞ 99.5	10	NC
奥美沙坦	26	无	有	12 ～ 18	99.0	—	NC

Adapted from Aulakh et al.，*Life sciences*. 2007.
C：竞争性的（competitive）；NC：非竞争性的（Non-competitive）；亲和力参数（affinity parameters）：1 个亲和力是对 AT1 受体的最大亲和力

16.4　英国高血压学会（BHS）指南

英国高血压学会（British Hypertension Society，BHS）指南充分肯定了血管紧张素受体阻滞剂在高血压控制中的作用。根据 BHS 推荐，血管紧张素受体阻滞剂不仅是“A”级治疗方案的用药，而且可以作为一线药物用于高血压的治疗（尽管通常是在 ACEI 不能耐受的情况下）。血管紧张素受体阻滞剂作为一级预防和二级预防药物已得到广泛研究，都获得满意的效果。因此，BHS 发布了血管紧张素受体阻滞剂的应用指征指南（表 16.2）。

表 16.2　血管紧张素受体阻滞剂的适应证

药物分类	强制性适应证	可能适应证
血管紧张素受体阻滞剂	• ACEI 不耐受 • 2 型糖尿病肾病 • 高血压伴左心室肥厚 • ACEI 不耐受的心力衰竭患者 • 心肌梗死后	• 心肌梗死后左心室功能不全 • 其他降压药不耐受 • 蛋白尿性肾病 • 慢性肾疾病 • 心力衰竭

From BHS- Ⅳ Guidelines，*Journal of Human Hypertension*. 2004.
ACEI：血管紧张素转化酶抑制剂

16.5　血管紧张素受体阻滞剂的临床应用

16.5.1　高血压患者

三个主要随机对照试验调查了血管紧张素受体阻滞剂对单纯高血压患者的作用：

- 氯沙坦干预减少高血压终点事件研究（Losartan Intervention for Endpoint Reduction in hypertension，LIFE）

- 老龄人群认知功能障碍与预后研究（Study on Cognition and Prognosis in the Elderly，SCOPE）
- 缬沙坦抗高血压长期使用评估试验（Valsartan Antihypertensive Long-term Use Evaluation Trial，VALUE）

LIFE 在 9 193 名患者中比较了氯沙坦和阿替洛尔的作用。尽管两种药物降低血压的程度相似，但氯沙坦治疗组的主要复合终点事件（心血管死亡、心肌梗死、脑卒中）的风险较阿替洛尔下降 13%。

SCOPE 试验在 4 964 名接受标准治疗的患者中比较了坎地沙坦和安慰剂的作用。尽管坎地沙坦组的主要终点事件与安慰剂组没有显著差异，但坎地沙坦组非致死性脑卒中和全因死亡率分别减少了 27.8% 和 23.6%。

VALUE 试验在 15 245 名高血压伴一种心血管疾病高风险的患者中比较了缬沙坦和氨氯地平的作用。与 LIFE 和 SCOPE 试验不同，氨氯地平组的血压显著下降，在试验早期这一作用更为明显。此外，两组的主要复合终点事件（心脏性猝死、心肌梗死、心力衰竭入院率、冠状动脉介入死亡数）的发生率相似。

表 16.3 总结了上述三个试验的研究结果。

16.5.2 肾疾病患者

微量蛋白尿是心血管疾病和早期肾功能不全的标志。因此，延缓微量蛋白尿和肾疾病进展的药物可能对心血管系统有益，至少可减轻肾的病变所导致的全身性影响。有几项随机对照试验探讨了血管紧张素受体阻滞剂对肾疾病患者的疗效，主要包括：

- 坎地沙坦酯 / 氢氯噻嗪治疗高危 2 型糖尿病伴微量蛋白尿患者（Candesartan Cilexetil/Hydrochlorothiazide Treatment in High-risk Patients with Type 2 Diabetes

表 16.3　血管紧张素受体阻滞剂治疗高血压的临床试验

试验名称	治疗方法	结果
LIFE	氯沙坦 50 ～ 100 mg/d 阿替洛尔 50 ～ 100 mg/d 随访时间 4.8 年	1）两组血压下降幅度相同 2）氯沙坦降低复合主要终点（心血管死亡率、心肌梗死、脑卒中）的调整后风险 3%（$P = 0.02$） 3）氯沙坦组糖尿病发病率下降
SCOPE	坎地沙坦 8 ～ 16 mg/d 对比安慰剂＋标准疗法 随访时间 3.7 年	1）坎地沙坦组血压血压下降更明显 2）坎地沙坦组降低非致死性脑卒中发病率（27.8%，$P = 0.04$），降低全因死亡率（23.6%，$P = 0.056$）
VALUE	缬沙坦 80 ～ 160 mg/d 对比氨氯地平 5 ～ 10 mg/d 随访时间 4.2 年	1）两组血压均下降，但氨氯地平组下降更明显 2）复合终点（心脏猝死、心肌梗死、心力衰竭入院率、因冠状动脉介入术死亡）无差异

Mellitus and Microalbuminuria，CHILI T2D）研究
- 替米沙坦与依那普利在糖尿病中的应用研究（Diabetics Exposed to Telmisartan and enalapril，DETAIL）
- 厄贝沙坦治疗糖尿病肾病临床试验（Irbesartan Diabetic Nephropathy Trial，IDNT）
- 厄贝沙坦治疗 2 型糖尿病合并微量白蛋白尿患者（Irbesartan in Patients with Type 2 Diabetes and Microalbuminuria 2，IRMA-2）试验
- 缬沙坦减少微量白蛋白尿（Microalbuminuria Reduction

with Valsartan，MARVAL）研究

- 氯沙坦减少非胰岛素依赖型糖尿病终点事件（Reduction of Endpoints in NIDDM with the Angiotensin Ⅱ Antagonist Losartan，RENAAL）研究

超过 4 000 名糖尿病和糖尿病肾病患者参加了这些试验。结果显示，血管紧张素受体阻滞剂对降低进行性糖尿病性肾病和晚期肾病风险非常有益。上述作用优于安慰剂和其他替代降压药物。

最近的替米沙坦单用及与雷米普利联用的全局终点试验（ONTARGET）和替米沙坦用于治疗 ACEI 不耐受心血管疾病患者的随机临床研究（Telmisartan Randomized Assessment Study in Angiotensin-Converting-Enzyme-Inhibitor Intolerant Subjects with Cardiovascular Disease，TRANSCEND）探讨了替米沙坦单药和与 ACEI 联合用药的作用。结果显示，联合用药具有更大的心血管保护作用，尤其是对高危患者，但同时也增大了肾损伤的风险。

16.5.3 心力衰竭患者

许多随机试验评估了血管紧张素受体阻滞剂对心力衰竭患者的疗效，包括：

- 缬沙坦与氨氯地平对糖耐量异常高血压患者心血管疾病发病率和死亡率影响的比较研究（Comparison between Valsartan and Amlodipine regarding Cardiovascular Morbidity and Mortality in Hypertensive Patients with Glucose Intolerance，AGOYA-HEART）
- 坎地沙坦降低心力衰竭死亡率与发病率的评估（Candesartan in Heart Reduction in Mortality and Morbidity，CHARM）
- 氯沙坦心力衰竭生存研究（Losartan Heart Failure

Survival Study，ELITE Ⅱ）

- 缬沙坦用于心力衰竭的试验（Valsartan Heart Failure Trial，Val-HeFT）
- 缬沙坦急性心肌梗死试验（Valsartan in Acute Myocardial Infarction Trial，VALIANT）
- 氯沙坦治疗心肌梗死最佳试验（Optimal Trial in Myocardial Infarction with the Angiotensin Ⅱ Antagonist Losartan，OPTIMAAL）

研究还对血管紧张素受体阻滞剂和 ACEI 的临床疗效做了比较。VALIANT 试验总结了缬沙坦和卡托普利的非劣效性。OPTIMAAL 试验未观察到氯沙坦和卡托普利的统计学差异，但血管紧张素受体阻滞剂的耐受性更好。

这些研究表明，血管紧张素受体阻滞剂可减少心力衰竭患者的发病率和死亡率。部分试验还在子项目中观察了血管紧张素受体阻滞剂改善 NYHA 心功能分级（Classification of Function Capacity of the New York Heart Association）、射血分数、生活质量的作用。

16 6　血管紧张素受体阻滞剂的安全性

与 ACEI 相比，血管紧张素受体阻滞剂有更好的安全性（避免了 ACEI 导致的咳嗽，且血管性水肿的发生率更低）。然而，与 ACEI 相似，血管紧张素受体阻滞剂可能会损害肾的功能，因此，推荐在用药过程中严密监控相关生化指标（尤其是对糖尿病、周围性血管疾病和已有肾功能损害的患者）。临床试验显示，血管紧张素受体阻滞剂与 ACEI 联合用药没有任何临床益处。血管紧张素受体阻滞剂禁用于妊娠期。

主要参考文献

Aulakh GK, Sodhi RK, Singh M (2007). An update on non-peptide angiotensin receptor antagonists and related RAAS modulators. *Life Sciences;* 81: 615–39.

Basile JN, Chrysant S (2006). The importance of early antihypertensive efficacy: the role of angiotensin II receptor blocker therapy. *Journal of Human Hypertension;* 20(3): 169–75.

Chung O, Unger T (1993). Pharmacology of angiotensin receptors and AT1 receptor blockers. *Basic Research in Cardiology;* 93(Suppl 2): 15–23.

Kendall MJ (1998). Therapeutic advantages of AT1 blockers in hypertension. *Basic Research in Cardiology,* 93(Suppl 2): 47–50.

Nickenig G, Ostergren J, Struijker-Boudier H (2006). Clinical evidence for the cardiovascular benefits of angiotensin receptor blockers. *Journal of the Renin–Angiotensin–Aldosterone System;* 7(Suppl 1): S1–7.

Sleight P, Redon J, Verdacchia P, *et al.* (2009). Prognostic value of Blood pressure in patients with high vascular risk in the Ongoing Telmisartan Alone and In combination with Ramipril Global Endpoint trial study (ONTRAGET). *Journal of Hypertension*; 27(7):1360–9.

Tobe SW, Clase CM, Gao P (2011). Cardiovascular and renal outcomes with telmisartan, ramipril, or both in people at high renal risk: results from the ONTARGET and TRANSCEND studies..*Circulation*; 123(10):1098–107.

Turnbull F, Blood Pressure Lowering Treatment Trialists' Collaboration. (2003). Effects of different blood-pressure-lowering regimens on major cardiovascular events: results of prospectively-designed overviews of randomised trials. *Lancet;* 362: 1527–35.

第 17 章

其他降压药物

原著　Shankar BG Patil 和 Muzahir H Tayebjee
翻译　牛淑冬

要点

- 2007 年以来，只有两种新型降压药物获准上市——阿利克仑和阿齐沙坦酯。
- 目前其他常规降压药包括 α 受体阻滞剂、中枢性降压药、血管扩张药、醛固酮受体拮抗剂。
- 进一步理解肾素-血管紧张素-醛固酮系统、内皮素、血管肽酶、钠尿肽激动剂等在血压调节的病理生理学机制中的作用，是开发新药的关键。

17.1　引言

α 受体阻滞剂、中枢性降压药、血管扩张药、醛固酮受体拮抗剂对于难治性高血压和特殊类型高血压有治疗作用。本章概述了上述药物的药理学特性和适应证。

17.2　α 受体阻滞剂

α 受体（α_1 和 α_2）广泛分布于血管平滑肌细胞。α_1 受体主要介导血管收缩。α 受体阻滞引起非特异性的动脉和静脉舒张，进而引起血压下降。

α 受体阻滞剂的主要适应证包括：

- 选择性 α 受体阻滞剂（哌唑嗪、多沙唑嗪、特拉唑嗪）可以作为治疗未达到理想控制的高血压（盎格鲁-斯堪的纳维亚心脏终点试验，ASCOT）和良性前列腺肥大的辅助药物。
- 非选择性 α 受体阻滞剂（酚苄明、酚妥拉明）用于治疗与嗜铬细胞瘤相关的高血压。

α 受体阻滞剂的主要不良反应包括头晕、直立性低血压、鼻塞、嗜睡、头痛和反射性心动过速。该类药物易导致体液潴留，应避免用于心力衰竭患者。

降压和降血脂治疗预防心肌梗死试验（Anti-hypertensive and Lipid Lowering Treatment to Prevent Heart Attack Trial，ALLHAT）和（美国）退伍军人管理局研究的结果表明，α 受体阻滞剂作为一线药物治疗高血压时，患者心血管事件的发生风险较高。

17.3 中枢性降压药

通过 α 受体介导血压调节的中枢结构分布于脑桥和延髓。中枢性降压药通过血脑屏障作用于突触后 α_2 受体，减少脑干交感神经传出冲动，引起外周血管扩张和血压下降。中枢性降压药主要药物包括甲基多巴和咪唑烷相关化合物，如氯压定和胍法辛。

中枢性降压药的主要适应证：

- 主要用于难治性高血压添加治疗
- 妊娠期高血压：α 甲基多巴
- 高血压急症

中枢性降压药的主要不良反应包括体位性低血压、心动过缓、口干、阳痿、溶血性贫血、锥体外系疾病、肝炎、镇静作用、撤药现象、耐受性。

使用磷酸二酯酶 -5 抑制剂（如西地那非、他达拉非）的患者，应避免使用 α 受体阻滞剂，否则可引起严重低血压。

17.4　扩血管药（硝酸盐类）

扩血管药通过释放一氧化氮促进环磷酸鸟苷介导的血管平滑肌舒张和血管扩张。

扩血管药的主要适应证：

- 主要用于高血压急症：硝普钠、硝酸甘油
- 难治性高血压

扩血管药的主要不良反应包括头痛、皮肤潮红、低血压、心动过速和心绞痛。长期使用硝普钠可引起硫氰酸盐中毒。

单独使用扩血管药可刺激压力感受器，导致反射性心动过速、心输出量增大和心肌收缩增强。这些改变可引起心绞痛，因此，扩血管药应与 β 受体阻滞剂联合使用。

17.5　新型降压药

表 17.1 总结了各种新型降压药。这些药物主要作用于肾素–血管紧张素–醛固酮系统，其作用模式见图 17.1。

17.5.1　肾素抑制剂

肾素也称血管紧张素酶，是由肾近球细胞释放的蛋白质水解酶，在动脉血压下降和致密斑处低钠时释放。肾素作用于血浆中的血管紧张素原，使其转化为血管紧张素Ⅰ，血管紧张素Ⅰ进而转化为血管紧张素Ⅱ，并引起醛固酮释放。肾素抑制剂抑制血管紧张素原转化为血管紧张素Ⅰ的过程。

第一代和第二代拟肽类肾素抑制剂的生物利用度低，疗效差。阿利克仑是第三代非肽肾素抑制剂，是已被批准用于

表 17.1 降压新药

分类	名称	剂量	主要适应证	不良反应
肾素抑制剂	阿利克仑	50 ～ 300 mg/d	高血压	血管性水肿、高钾血症、低血压、腹泻、皮疹、痛风、肾结石
醛固酮受体拮抗剂	螺内酯	50 ～ 400 mg/d	盐皮质激素性高血压、充血性心力衰竭、原发性高血压	男性乳腺发育、高钾血症、腹泻、月经失调
	依普利酮	25 ～ 200 mg/d	原发性高血压、高血压左心室肥厚、心肌梗死后充血性心力衰竭	头痛、头晕、心绞痛、阴道异常出血、高胆固醇血症、高三酰甘油血症、腹泻、腹痛
AT1R 受体受体阻滞剂	阿齐沙坦酯	40 ～ 80 mg/d	原发性高血压或伴其他疾病	咳嗽、恶心、疲劳、肌肉痉挛、体位性眩晕
* 醛固酮合成酶抑制剂	LC699		正在进行第二期临床测试	
血管肽酶抑制剂	奥帕曲拉	0 ～ 40 mg/d	高血压、充血性心力衰竭	血管性水肿
* 可溶性环氧化物水解酶抑制剂	AR982			
* 等待临床 I 期和 II 期研究 .				

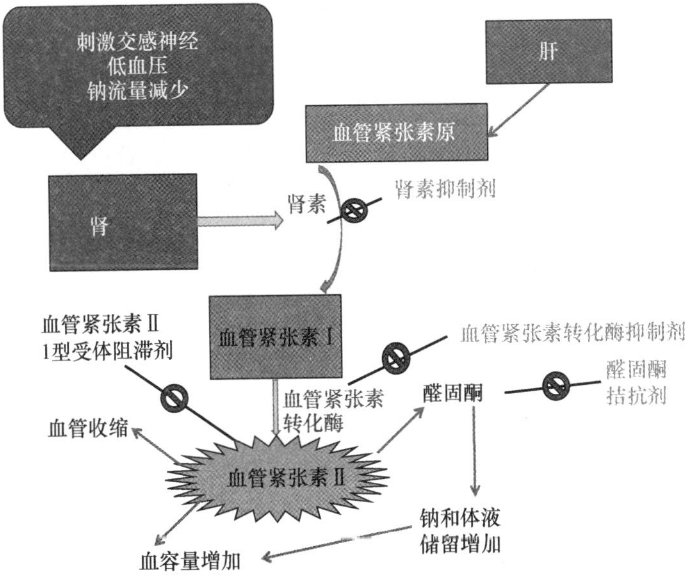

图 17.1　肾素-血管紧张素-醛固酮系统

高血压治疗的第一个经口服生物可吸收和利用的肾素抑制剂。阿利克仑可使血浆肾素活性降低 75%。三项关于阿利克仑的替代药物结局研究显示，对于高血压、心力衰竭和蛋白尿的治疗，阿利克仑和血管紧张素转化酶抑制剂（angiotensin-converting enzyme inhibitor，ACEI）、钙通道阻滞剂及利尿药同样有效。第四代肾素抑制剂已在开发过程中，其生物利用度和安全性将进一步提高。

这些药物已被批准用于单药治疗和联合治疗高血压。

这些药物不推荐作为一线治疗，且目前还未列入英国国家卫生与保健优化研究所（UK National institute of Health and Care Excellence，NICE）指南。

肾素抑制剂的主要不良反应包括腹泻、高钾血症、血管性水肿和肌酐激酶升高。

阿利克仑、ACEI 及血管紧张素受体阻滞剂同时使用会使肾功能损害、高钾血症、糖尿病患者低血压的发生率增高。（美国）食品及药物管理局（Food and Drug Administration，FDA）和（英国）药品和健康产品管理局（Medicines and Healthcare Products Regulatory Agency，MHRA）已经发布警告，禁止中重度肾衰竭患者［肾小球滤过率估计值（estimated glomerular filtration rate，eGFR）＜ 60 ml/min］应用上述药物联合治疗。

17.5.2 醛固酮受体拮抗剂

醛固酮是在血管紧张素Ⅱ的作用下由肾上腺分泌的，作用于分布在心脏、血管和肾的盐皮质激素受体。醛固酮通过作用于远端小管增加水、钠的重吸收而使血压升高。醛固酮有纤维化效应，可导致组织炎症、心肌纤维化和肾小球硬化。醛固酮受体拮抗剂可抑制这些作用。

螺内酯和依普利酮是目前常用的醛固酮受体拮抗剂。

螺内酯是甾体类抗盐皮质激素药物，具有非特异性雌激素和糖皮质激素效应，被批准用于难治性高血压。

依普利酮是选择性盐皮质激素阻滞剂，不作用于雄激素和孕酮受体。依普利酮目前在英国被批准用于治疗心肌梗死后心力衰竭，在美国和日本被批准用于治疗高血压。

醛固酮受体拮抗剂的主要不良反应是肾衰竭、高钾血症和男性乳房发育症。

17.5.3 血管紧张素Ⅱ 1 型受体阻滞剂

血管紧张素Ⅱ 1 型受体（angiotensin Ⅱ type 1 receptor，AT1R）阻滞剂调节醛固酮合成，并有显著的收缩血管作用。阿奇沙坦是唯一获准用于治疗高血压的 AT1R 阻滞剂。在一项近 6 000 名患者参加的试验中，对阿奇沙坦（40 ～ 80 mg/d）和安慰剂、活性对比药物（缬沙坦 320 mg/d 或奥美沙坦

40 mg/d）的疗效进行比较，为期 26 周的观察显示，阿奇沙坦降低 24 小时动态血压和诊室血压的作用优于缬沙坦和奥美沙坦。

最近，阿奇沙坦在美国被批准作为治疗高血压单药药物或与氯噻酮、噻嗪类利尿药联合使用治疗高血压。

目前，阿奇沙坦的远期疗效还缺乏研究数据。

17.5.4 醛固酮合酶抑制剂

在难治性高血压新药研究过程中已证实，以醛固酮合成过程为控制靶点，可预防由血管紧张素Ⅱ引起的不利影响。醛固酮合酶抑制剂（aldosterone synthase inhibitor，ASI）可抵消由醛固酮受体拮抗剂诱导的血浆醛固酮水平增高。LCI 699 是首个研制的 ASI。在Ⅱ期研究中，LCI 699（每次 1 mg，每日 2 次）的降压作用明显优于安慰剂组（－ 7.1 mmHg）。LCI 699 不能预防醛固酮水平增高对肾小管和集合管上皮细胞形成的不利影响，如钠潴留、钾的排泄。因此，要进一步探索如何提高 ASI 的特异性。

17.5.5 钠尿肽受体激动剂

心房钠尿肽和脑钠尿肽是指诱导尿钠排泄和血管舒张的多肽类物质。钠尿肽在心房肌细胞受到牵拉时产生，作用于肾、血管、心肌组织的钠尿肽受体，主要作用是抵消醛固酮的血管加压作用。

钠尿肽受体激动剂（natriuretic peptide receptor agonist，NPRA）PL3994 在Ⅰ期试验中显示对健康人具有降压和促进尿钠排泄作用。在Ⅱ a 期临床试验中，PL3994 与 ACEI 联合治疗显示了显著的降压作用，提示 PL3994 与 ACEI 具有协同作用。关于 PL3994 的临床疗效以及不良反应，还有待于在更为深入的临床试验中进一步观察。

17.5.6 可溶性环氧化物水解酶抑制剂

可溶性环氧化物水解酶（soluble epoxide hydrolase，sEH）由肝、肺和血管内皮等多种组织生成，水解内源性脂质环氧化物，阻止其发挥扩血管作用。sEH 抑制剂（sEH inhibitor，sEHI）可引起血管舒张和血压下降。

AR9821 是第首个研制的 sEHI，已进入临床试验阶段。在动物实验中，AR9821 可降低模型动物的血压，改善血管功能，减少血管紧张素Ⅱ诱导的大鼠肾损伤。但是，在Ⅰ期临床试验中，AR9821 对健康志愿者没有降压作用。在另外一项研究中，AR9821 降低高血压和糖尿病患者的 sEH 活性，提示 AR9821 可能对特定人群具有治疗作用。

17.5.7 血管肽酶抑制剂（VPI）

血管肽酶抑制剂（vasopeptidase inhibitor，VPI）抑制血管紧张素转化酶和中性肽链内切酶（neutral endopeptidase，NEP）。NEP 是内皮细胞锌金属蛋白酶，参与钠尿肽的降解。通过抑制 NEP 可提高钠尿肽的水平，加强 ACEI 的降压效果。VPI 抑制血管收缩，改善水钠平衡，因此可降低血压和外周血管阻力。

奥马曲拉和依那普利治疗心血管疾病（Omapatrilat Cardiovascular Treatment versus Enalapril，OCTAVE）试验是一项多中心随机对照临床试验。试验中，VPI 奥马曲拉和依那普利被用于未经治疗或未被理想控制的高血压患者，奥马曲拉降低收缩压的幅度高于依那普利 3.6 mmHg。然而，与依那普利相比，应用奥马曲拉时血管性水肿更为常见。目前一些更大规模的研究正在进行中，其研究成果可能会有助于明确奥马曲拉的有利影响和不良反应。

17.6　双重抑制剂 / 联合用药

1/3 的高血压患者需要使用两种以上的药物以实现理想的血压控制。目前欧洲指南推荐，Ⅱ期高血压的治疗至少要联合使用两种以上的降压药。多个涉及一种以上降压药的试验和添加降压药联合治疗心力衰竭的试验都充分反映了联合用药的有利影响。其原因是：联合用药时，其中的一种药物可阻滞另一种药物的反向调节作用。

目前获准用于临床治疗和临床试验的联合用药方案包括：AT1R 阻滞剂和 VPI、VPI 和内皮素转化酶抑制剂、AT1R 阻滞剂和利尿药、阿利克仑和氨氯地平以及氢氯噻嗪。

主要参考文献

Anandan SK, Webb HK, Chen D, *et al.* (2011). 1-(1-acetyl-piperidin-4-yl)-3-adamantan-1-yl-urea (AR9281) as a potent, selective, and orally available soluble epoxide hydrolase inhibitor with efficacy in rodent models of hypertension and dysglycemia. *Bioorganic and Medicinal Chemistry Letters;* 21(3): 983–88.

Calhoun DA, White WB, Krum H, *et al.* (2011). Effects of a novel aldosterone synthase inhibitor for treatment of primary hypertension: results of a randomized, double-blind, placebo- and active-controlled phase 2 trial. *Circulation;* 124(18): 1945–55.

Campbell DJ (2003). Vasopeptidase inhibition: a double-edged sword?" *Hypertension;* 41(3): 383–89.

Chapman NCL, Chang B, Dahlof PS, *et al.* (2008). Effect of doxazosin gastrointestinal therapeutic system as third-line antihypertensive therapy on blood pressure and lipids in the Anglo-Scandinavian Cardiac Outcomes Trial. *Circulation;* 118 (1):42–8.

Chen Y, Meng L, H Shao H, *et al.* (2013). Aliskiren vs. other antihypertensive drugs in the treatment of hypertension: a meta-analysis. *Hypertension Research;* 36(3): 252–61

Chrysant SG (2011). Single-pill triple-combination therapy: an alternative to multiple-drug treatment of hypertension. *Postgraduate Medicine;* 123(6): 21–31.

Conlin PR, Spence JD, Williams B, *et al.* (2000). Angiotensin II antagonists for hypertension: are there differences in efficacy? *American Journal of Hypertension;* 13(4 Pt 1): 418–26.

Imig JD (2009). Adenosine2A receptors and epoxyeicosatrienoic acids: a recipe for salt and blood pressure regulation. *Hypertension;* 54(6): 1223–25.

Jordan R, Stark J, Huskey S, *et al.* (2008). Phase 1 study of the novel A-type natriuretic receptor agonist, PL-3994, in healthy volunteers. *Journal of Cardiac Failure;* 14(6) suppl: S70.

Kostis JB, Packer M, Black HR, *et al.* (2004). Omapatrilat and enalapril in patients with hypertension: the Omapatrilat Cardiovascular Treatment vs. Enalapril (OCTAVE) trial. *American Journal of Hypertension;* 17(2): 103–11.

Marrs JC (2010). Spironolactone management of resistant hypertension. *Annals of Pharmacotherapy;* 44(11): 1762–69.

Wengenmayer C, Krikov M, Mueller S, *et al.* (2011). Novel therapy approach in primary stroke prevention: simultaneous inhibition of endothelin converting enzyme and neutral endopeptidase in spontaneously hypertensive, stroke-prone rats improves survival. *Neurological Research;* 33(2):201–7.

White WB, Weber MA, Sica D, *et al.* (2011). Effects of the angiotensin receptor blocker azilsartan medoxomil versus olmesartan and valsartan on ambulatory and clinic blood pressure in patients with stages 1 and 2 hypertension. *Hypertension;* 57(3): 413–20.

第 18 章

肾动脉去交感神经消融术

原著　Viji Samuel Thomson

翻译　牛淑冬

要点

- 高血压与交感神经紧张性增强有关。
- 已有药物治疗方法用于降低高血压患者交感神经紧张性。
- 肾动脉去交感神经消融术可降低高血压患者交感神经紧张性。有未设对照的试验证实，去除肾的交感神经可使严重的难治性高血压患者的血压下降。
- 尽管这一方法是安全的，仍应谨慎推广，最近一项大型随机对照试验未能观察到肾动脉去交感神经消融术的任何益处。
- 肾动脉去交感神经消融术的长期影响尚不清楚。

18.1　引言

高血压是显著提高发病率和致死率的常见临床疾病。经预测，至 2025 年，高血压患者将达到 15.6 亿。高血压控制可使冠状动脉性心脏病死亡率下降 16%，脑卒中死亡率下降 38%，充血性心力衰竭发病率减少 52%。尽管有各种降压药物的治疗，仍有 15% ～ 30% 的患者的血压不能达到目标水平。在各种高血压形成因素中，已知交感神经紧张性升高起着重要的作用。针对交感神经系统的药物，如 β 受体阻滞剂、α 受体阻滞剂，已被用于降低交感神经系统活性。在以前的实验研究中，也曾用物理方法改变交感神经亢奋状态。肾动脉去交感神经消融术（renal denervation，RDN）是一种微创手术，对原发性高血压具有疗效。

18.2 肾动脉去交感神经消融术治疗高血压的原理

RDN 治疗高血压的思想早已有之，过去曾有一些激进的方法，如对于晚期肾病患者，在应用药物难以控制血压时，行双侧肾切除术。动物实验已经证明了 RDN 的降压作用。Dibona 及其同事证明，刺激肾交感神经可促进肾素分泌，随之尿钠减少，肾血流量下降，这些变化都会导致血压升高。导管消融术几乎可完全去除肾交感神经，可确保去甲肾上腺素释放量较基线水平平均减少 47.5%，因此可使血压下降。

18.3 肾动脉去交感神经消融术的疗效

基于以上原理，目前已开展了两项相关的人体试验。第一项是应用 Symplicity 电极治疗难治性高血压试验 -1（Symplicity HTN-1 trial），共有 153 名患者参加，目前有 3 年的随访结果；其中，3 年随访资料完整的 88 名患者的统计结果为：收缩压下降 32 mmHg（95%CI 为 − 35.7 ～ − 28.2），舒张压下降 14.4 mmHg（95%CI 为 − 16.9 ～ − 11.9），93% 的患者舒张压下降幅度较收缩压高 10 mmHg。

应用 Symplicity 电极治疗难治性高血压试验 -2（Symplicity

HTN-2 trial）是目前唯一的双盲随机试验。其结果显示，在经过RDN 治疗 6 个月后，患者的血压显著下降了 32 mmHg/12 mmHg（标准差为 23 mmHg/11 mmHg）。

Mahmoud 及其同事的研究显示，88 名难治性高血压在接受 RDN 治疗后，在肾小球滤过率不变的情况下，肾血流阻力指数（renal resistive index，RI）和蛋白尿发生率下降。在难治性高血压的各种治疗方法中，低风险和显著的降压效果使 RDN 成为一个有吸引力的选择。

18.4　可受益于肾动脉去交感神经消融术的患者群

目前，大部分关于 RDN 的研究都是针对难治性高血压的治疗的。难治性高血压是指经过三种降压药物（其中一种为利尿药）最大耐受剂量的治疗，患者的血压仍未能控制到理想水平的高血压。RDN 研究对象的入选标准为：非糖尿病患者诊室血压高于 160 mmHg/100 mmHg，糖尿病患者诊室血压高于 150 mmHg/90 mmHg，排除继发性高血压。根据英国联合协会（joint UK Societies）发布的“去肾交感神经术治疗难治性高血压的共识声明”，对于经过 4 步疗法的治疗而血压仍未控制的患者，可以考虑应用 RDN 治疗，但必须事先向患者说明其远期疗效尚不确定。

18.5　解剖学要求

应用 Symplicity 电极治疗难治性高血压试验的患者排除标准包括：有副肾动脉；肾动脉短于 4 mm；肾动脉提前分支（肾动脉开口与分支处相距＜ 20 mm）；肾动脉狭窄并有显著血流动力学改变；有一支以上主肾动脉。根据磁共振血管造影术、计算机断层扫描血管造影术或肾血管造影检查结果确定患者的解剖学结构是否适宜治疗。

18.6 手术步骤

RDN 是在导管室内、由精通介入心脏病学或影像学的专业人员操作的经皮手术。在患者轻度镇静的状态下，将导管经股动脉置入肾动脉。选择肾动脉近端部分，距离肾动脉开口最好＞ 5 ～ 10 mm（因为这里的交感神经分布密度高），将 6 ～ 8 个低功率射频程序以螺旋消融方式作用于肾动脉，每个作用点消融持续时间为 90 秒至 2 分钟。

18.7 并发症

总体来说，RDN 是一项安全的手术，只有下列一些轻微的短期并发症，其确切的远期影响还不清楚。

18.7.1 手术相关并发症

急性期并发症

- 内脏痛，给予镇痛药后缓解
- 穿刺部位并发症
- 肾动脉夹层，需要植入支架

延迟并发症

- 肾动脉狭窄：这应该不是由手术引起的，而是患者本身动脉粥样硬化发展的结果。

18.7.2 非手术相关并发症

非手术相关并发症与低血压有关，减少降压药的剂量可得到改善。其他不良反应包括恶心、水肿，可对症治疗。

18.8　肾动脉去交感神经消融术无效人群

18.8.1　单支肾动脉患者

约 7% 的患者接受 RDN 后血压没有明显下降，这种现象可能是与交感神经切除不完整或不充分、已有靶器官损害（target organ damage，TOD）、高血压持续时间或年龄有关。

18.8.2　具有副肾动脉的患者

近期，Kaltenbach 及其同事的研究显示，所有副肾动脉交感神经完全消融、不完全消融及不去除副肾动脉交感神经的患者，其诊室和 24 小时监测的收缩血压均没有明显下降。

18.9　未来前景

RDN 已被用于难治性高血压（140 mmHg/90 mmHg ≤诊室血压测量值≤ 160 mmHg/90 mmHg）的治疗，取得了很好的效果。在第 6 个月时，诊室血压测量值明显下降达 13 mmHg/7 mmHg。

有研究者主张，RDN 可用于治疗交感神经亢奋引起的多种疾病，并有一些报道显示，RDN 可改善葡萄糖敏感性、慢性收缩性心力衰竭患者的生活质量，可改善睡眠呼吸障碍、慢性肾衰竭患者血压的控制以及心肌收缩功能正常的高血压患者的症状。然而，在真正在临床推广之前，必须以相关的临床结局为终点事件，设计严谨的试验方案，在严格监控下进行长期研究。

应慎重对待 RDN 的推广应用。近期一项大型双盲随机对照试验未能观察到 RDN 的任何益处。应用 Symplicity 电极治疗难治性高血压试验 -3（Symplicity HTN-3 trial）是一项大型的、严格设计的、包括盲法和假手术对照组的临床研究。该研究对于难治性高血压患者应用 Simplicity 设备进行肾动脉去交感神经神经消融，并以收缩压高于 160 mmHg 的患者为对照组施以假手术。535 名患者被随机分配到两组，与此同时，两组患者的药物治疗方案继续执行（最高耐受剂量的三种或三种以上降压药物）。在第 6 个月时，两组的血压都有明显下降，RDN 组和对照组之间收缩压下降的差异无统计学意义。试验未发现 RDN 的安全问题。有关 RDN 治疗高血压的研究仍在进行中，包括应用 Symplicity 以外其他设备进行的相关研究。RDN 治疗高血压的未来发展前景很大程度上取决于这些研究的结果。

主要参考文献

Bhatt DL, Kandzari DE, O'Neill WW, *et al.* for the SYMPLICITY HTN-3 Investigators (2014). A controlled trial of renal denervation for resistant hypertension. *New England Journal of Medicine*; 370:1393–1401

British Cardiovascular Society. Joint UK Societies Consensus Statement of RenalDenervation for Resistant Hypertension. January 2012. <http://www.bhsoc.org/docs/The-Joint-UK-Societies'-Consensus-on-Renal-Denervation-for-resistant-hypertension.pdf>

DiBona GF. (1994). Neural control of renal function in health and disease. *Clinical Autonomic Research;* 4:69–94.

Esler MD, Krum H, Sobotka PA, *et al.* (2010). Renal sympathetic denervation in patients with treatment-resistant hypertension (The Symplicity HTN-2 Trial): a randomised controlled trial. *Lancet;* 376(9756):1903–9.

Kearney PM, Whelton M, Reynolds K, *et al.* (2005).Global burden of hypertension: analysis of worldwide data. *Lancet;* 365(9455): 217–23.

Krum H, Schlaich MP, Bohm M, *et al.* (2013). Percutaneous renal denervation in patients with treatment-resistant hypertension: final 3-year report of the Symplicity HTN-1 study. Lancet; Nov 6. pii: S0140–6736(13)62192–3

Moser M, Hebert PR (1996). Prevention of disease progression, left ventricular hypertrophy and congestive heart failure in hypertension treatment trials. *Journal of the American College of Cardiology;* 27(5): 1214–8.

National Institute for Health and Clinical Excellence (2012). Percutaneous transluminal radiofrequency sympathetic denervation of the renal artery for resistant hypertension. NICE IPG 418. January 2012. <http://www.nice.org.uk/nicemedia/live/13340/57923/57923.pdf>.

O'Hagan KP, Thomas GD, Zambraski EJ (1990). Renal denervation decreases blood pressure in DOCA-treated miniature swine with established hypertension. *American Journal of Hypertension;* 3(1): 62–4.

Pimenta E, Calhoun DA (2012). Resistant hypertension: incidence, prevalence, and prognosis. *Circulation;* 125(13): 1594–6.

Pimenta E, Oparil S (2012). Renal Sympathetic Denervation for Treatment of Hypertension. *Current Treatment Options in Cardiovascular Medicine*; Epub ahead of publication.

Symplicity HTN-1 investigators (2011). Catheter-based renal sympathetic denervation for resistant hypertension: durability of blood pressure reduction out to 24 months. *Hypertension*; 57(5):911–7.

Schlaich MP, Sobotka PA, Krum H, *et al.* (2009). Renal denervation as a therapeutic approach for hypertension: novel implications for an old concept. *Hypertension*; 54(6): 1195–201.

Schlaich MP, Schmieder RE, Bakris G, *et al.* (2013). International Expert Consensus Statement: Percutaneous Transluminal Renal Denervation for the Treatment of Resistant *Hypertension*; *Journal of the American College of Cardiology;* 62(22):2031–45.

第 19 章

抗血栓治疗

原著 Sunil Nadar
翻译 牛淑冬

要点

- 高血压与血栓前状态有关。
- 高血压患者可有明显的血小板激活和内皮功能紊乱。
- 阿司匹林可减少伴有多种心血管危险因素的患者的心血管事件。
- 高血压患者开始应用阿司匹林时，严格控制血压是非常重要的。
- 对于没有心血管危险因素的高血压患者（如年轻的非糖尿病性高血压患者），应用阿司匹林治疗没有益处，甚至可能有害。

19.1 引言

尽管患高血压时，血管暴露于高水平的血压冲击下，但高血压却与心肌梗死、脑卒中等血栓形成性并发症有关，并且，降低血压有助于预防这些并发症的发生。最近的研究显示，高血压与血栓前状态有关。高血压患者的显著的血小板活化和内皮功能紊乱可导致血栓前状态的形成，进而促发看似矛盾的血栓形成性并发症。

据此可以推测，抗血栓药治疗可能有益于减少高血压患者血栓形成性并发症，尤其是目前已经观察到阿司匹林有助于减少高危患者血栓形成性并发症的发生。不过抗血栓药在这一过程中的具体作用机制尚不清楚。

19.2 临床试验

实际上，所有关于抗血小板药用于高血压治疗的试验都涉及阿司匹林，因为阿司匹林是最常用的抗血小板药，而且阿司匹林是试验中观察到的唯一一种能够使高危患者心血管事件减少的药物。

高血压最佳治疗（hypertension optimal treatment，HOT）研究是最先将阿司匹林用于高血压一级预防的临床试验。此研究显示，阿司匹林可使高血压患者心肌梗死发病率减少1.5/1 000 人年，此效益叠加于降压治疗的效益之上。而且，对于估计 10 年冠心病风险≥ 15% 的高血压患者，降压治疗可使其心血管疾病风险降低 25%，在降压的基础上加用阿司匹林还可进一步使主要心血管事件发病风险降低 15%。不过，试验中，发生脑卒中的人数没有明显减少，发生非致死性出血人数增加，但发生致死性大出血的人数与安慰剂组没有差异。

2002 年，抗血栓试验协作组（Antithrombotic Trialists’ Collaboration，ATTC）对 10 万多名血压正常者和高血压患者的试验数据进行了 meta 分析，总结了阿司匹林预防血管并发症的保护性作用。他们发现，对于“高危”个体，包括曾发生过心肌梗死、脑血管事件或其他血管事件者，阿司匹林预防并发症的作用非常显著，绝对风险降低（absolute risk reduction，ARR）为 1.1%，心血管事件需要治疗人数（number needed to treat，NNT）为 91。这主要是由于阿司匹林减少了血管性死亡人数（NNT ＝ 100）、非致死性心肌梗死人数（NNT = 91）、非致死性脑卒中人数（NNT = 200）以及主要心血管事件复合结局（ARR = 2.4%，NNT = 42）。这个 meta 分析还显示，不同剂量的阿司匹林（75 ～ 375 mg）的作用未见显著差异。

在一个高血压患者亚群中（29 项试验，10 600 名患者），抗血小板治疗显著降低了主要心血管事件，其显著程度高于总体样本的水平（ARR = 4.1%，NNT = 25）。对该亚群没有报告全因死亡率、心血管死亡率、非致死性心肌梗死、非致死性脑卒中和出血事件。

以上数据提示，高血压患者在二级预防中应用抗血小板治疗的绝对获益远大于血压正常者。

在对血栓预防试验（Thrombosis Prevention Trial，TPT）亚群的分析中，阿司匹林降低了 20% 的冠状动脉事件，其中主要是非致死性事件，更重要的是，进入试验时的收缩压越低，作用越显著（P = 0.001 5）。收缩压为 130 mmHg 时相对风险（relative risk，RR）为 0.55，收缩压＞ 145 mmHg 时 RR 为 0.94。阿司匹林还降低了血压较低一组的脑卒中发病率，对血压较高的一组则没有此作用，两组的 RR 值分别为 0.41 和 1.42（P = 0.006）。所有主要心血管事件（包括冠状动脉性心脏病和脑卒中）的 RR 值在收缩压＜ 130 mmHg 组为 0.59，在收缩压＞ 145 mmHg 组为 1.08（P = 0.000 1）。这个分析提示，低剂量的阿司匹林用于一级预防时主要对收缩压较低的个体有效，不过目前尚不清楚在这种情况下阿司匹林的益处是否大于潜在的危害。特别是，有较高收缩压的患者应用阿司匹林可能会增大出血性并发症的风险，而对降低冠状动脉性心脏病和脑卒中仅有微小的作用甚至没有作用。

2009 年抗血栓试验协作组对 6 项一级预防试验和 16 项二级预防试验中长期应用阿司匹林组与对照组的数据进行了 meta 分析，比较了心肌梗死、脑卒中、血管性死亡和大出血的最终结局。研究对象包括低危个体 95 000 名和高危患者 17 000 名。他们得出的结论是，应用阿司匹林进行一级预防时，对于没有既往病史的个体，需要权衡减少血管阻塞性事件的作用和增加大出血的可能性，其净效益还不确定；应用于二级预防时，阿司匹林的益处超过任何潜在的出血风险。

19.3 应用阿司匹林的利弊

考虑到高血压患者的血管壁所承受的高压力，对于抗血栓治疗会导致出血的风险的担心是可以理解的。在 HOT 研究中，阿司匹林组的出血事件发生率升高了 1.8%。在阿司匹林组和安慰剂组，非致死性大出血事件患者分别为 129 例和 70 例，轻微出血事件分别为 156 例和 87 例。然而，阿司匹林并未使致死性出血事件增加（阿司匹林组 7 例，安慰剂组 8 例）。出血主要发生于胃肠道和鼻腔，出血事件发生率增加的程度和其他阿司匹林的临床研究相似。

高血压患者出现心房颤动提示医生应控制血压并考虑用华法林进行抗凝治疗，特别是当患者同时伴有其他危险因素时，如老龄（＞75 岁）、心力衰竭或左心室功能不全。阿司匹林已被用作心房颤动患者预防血栓的替代药物应用于临床。尽管目前的研究数据还不一致，阿司匹林对于没有其他心血管危险因素的年轻心房颤动患者可能是有效的。

尽管阿司匹林这种药物价格便宜，应用广泛，并且安全性相对较好，但这种药物还是有许多不良反应的，而且通常耐受性不是很好。许多经常服用阿司匹林的患者会出现消化不良，从而使治疗的总体成本显著增加。据估计，60 岁以上患者的消化道大出血有 1/3 是服用阿司匹林引起的，其中很大一部分是致死性的。阿司匹林还可引起肾功能减退，这可能是由于阿司匹林抑制前列腺素合成进而使肾血流量减少造成的。

应用阿司匹林的另一个问题是最佳剂量的确定。抗血小板治疗协作组（Antiplatelet Trialists' Collaboration，ATC）进行的 meta 分析显示，低剂量（75 ～ 325 mg）和高剂量（500 ～ 1 500 mg）的阿司匹林的保护性作用并没有太大的差异，不过这些直接比较的依据仅为三项试验的 396 例心血管事件。另外，剂量越高，不良反应也更大。

对高血压患者进行抗血栓治疗必须以严格和积极的控制血压为前提。最近英国医学研究理事会的血栓预防试验（TPT）证实了这一观点。该试验在血管疾病风险升高人群的一级预防中比较了口服低剂量抗凝剂华法林与低剂量阿司匹林对缺血性心脏病的预防作用。研究显示，发生脑出血的患者的平均血压水平最高，非出血性脑卒中患者的平均血压水平居中，未发生脑卒中患者的平均血压水平最低。

19.4 指南

近期的英国高血压学会（BHS）指南建议，没有阿司匹林禁忌证的高血压患者符合下列条件之一者，每日口服阿司匹林 75 mg。

- 二级预防：用于预防心血管并发症，包括心肌梗死、心绞痛、非出血性脑卒中、周围血管疾病、动脉粥样硬化性肾疾病；和
- 一级预防：控制血压至＜ 150 mmHg/90 mmHg，符合下列情况之一者可接受阿司匹林治疗：
  - 年龄≥ 50 岁，伴有靶器官损害（target organ damage，TOD）（如左心室肥厚、肾损害或蛋白尿）；或
  - 10 年冠状动脉性心脏病风险≥ 15%；或
  - 2 型糖尿病。

然而，服用阿司匹林所带来的一些其他风险——换言

之，即大出血事件发病率的升高——也许超过了它的益处，尤其是对于低危个体。

在高血压治疗中，建议根据下列类别使用抗血小板药物：①需要二级预防的高危患者；②伴有心房颤动的高血压患者；③伴有其他心血管疾病风险的高血压患者；④孤立性高血压。孤立性高血压患者风险最低，没有证据显示抗血小板药物治疗对此类高血压患者有益，事实上可能反而有害。“高危”患者是指有血管疾病史者，也是在抗血小板药物治疗中最受益的患者。另外两组属于中危患者，应根据每个患者的具体情况考虑是否应用阿司匹林进行治疗（详见框 19.1 和 19.2）。

框 19.1 高血压对血小板的影响

形态学改变

- 容积增大
- 体积增大
- 形态改变
- 更新加快
- 寿命缩短

生物化学改变

- 细胞内游离钙增加
- 钙调蛋白水平下降
- 对儿茶酚胺的敏感性增加
- 肾上腺素能受体密度提高
- 细胞内儿茶酚胺和 5- 羟色胺水平下降
- 结合单胺类物质（包括 5- 羟色胺）的能力下降
- 血小板内一氧化氮减少

功能改变

- 聚集性增强
- 黏附性增强
- 自发聚集活动增强

框 19.2　高血压患者抗血栓治疗应用指南

- **需要二级预防的高危患者：**指有心脏病发作或脑卒中病史或曾患其他血管疾病的患者。此类患者如无禁忌证，应接受阿司匹林 75 mg/d 抗血栓治疗。
- **伴有心房颤动的高血压患者：**推荐对血栓栓塞高危患者（CHADS2VASC 评分＞2）给予华法林（INR 2.0 ～ 3.0）。对于没有其他危险因素的年轻心房颤动患者，可考虑给予阿司匹林 75 ～ 300 mg/d，如有华法林禁忌证，可同时使用氯吡格雷。
- **伴有其他心血管发病危险因素的高血压患者：**高血压患者血栓形成性并发症中等风险包括 TOD（如左心室肥厚、肾损害或蛋白尿）、糖尿病、高脂血症、明显的不良血管结局或脑卒中家族史。与低危患者相比，阿司匹林治疗对这类患者更为有益，不过这些危险因素需进行多因素分析来确认。关于阿司匹林治疗在上述患者的风险收益比的研究尚未达到可以推广指导用药的程度，临床用药还需分析患者的实际情况。
- **孤立性高血压：**目前只有零星证据显示，低风险的孤立性高血压患者，尤其是 50 岁以下、没有 TOD 的患者，会显著受益于阿司匹林的治疗，并且所有观察到的益处都可能被出血风险的增加所抵消。在获得更多证据之前，不推荐对这类患者使用阿司匹林进行治疗。

注意：应用抗血栓药物治疗时，血压应＜ 150 mmHg/90 mmHg，并且控制良好，定期进行临床检测

INR：国际标准化比率（International Normalized Ratio）；CHAZDS2VASC：充血性心力衰竭、高血压、年龄＞ 75 岁（记 2 分），糖尿病、既往脑卒中或短暂性脑缺血病史（记 2 分），血管疾病、年龄 65 ～ 74 岁、性别（女性）（congestive heart failure，hypertension，age ≥ 75［doubled］，diabetes mellitus，prior stroke or transient ischaemic attack［doubled］，vascular disease，age 65-74，and sex category［female］）

2013 年欧洲心脏病学会（ESC）指南建议，抗血小板药物治疗，尤其是低剂量阿司匹林，应该用于血压控制良好、有心血管病史的患者，还可考虑在肾功能降低或高心血管疾病风险的高血压患者中应用。不推荐阿司匹林用于低危至中

危的高血压患者，因为在这样的患者群中，阿司匹林的绝对获益和危害相当。

主要参考文献

Antithrombotic Trialists Collaboration (2002). Collaborative meta-analysis of randomised trials of antiplatelet therapy for prevention of death, myocardial infarction, and stroke in high risk patients. *British Medical Journal*; 324: 71–86.

Baigent C, Blackwell L, Collins R, *et al*. (2009) Aspirin in the primary and secondary prevention of vascular disease: collaborative meta-analysis of individual participant data from randomised trials. *Lancet*; 373:1849–60.

British Cardiac Society, British Hyperlipidemia Association, British Hypertension Society, British Diabetic Association (1998). Joint British recommendations on prevention of coronary heart disease in clinical practice. *Heart*; 80(Suppl 2): S1–S29.

Felmeden DC, Lip GY (2005). Antithrombotic therapy in hypertension: a Cochrane Systematic review. *Journal of Human Hypertension;* Mar; 19(3): 185–96.

Hansson L, Zanchetti A, Carruthers SG, *et al.* (1998). Effects of intensive blood-pressure lowering and low-dose aspirin in patients with hypertension: principal results of the Hypertension Optimal Treatment (HOT) randomised trial. HOT Study Group. *Lancet*; 351(9118): 1755–62.

Meade TW, Brennan PJ (2000). Thrombosis Prevention Trial Determination of who may derive most benefit from aspirin in primary prevention: subgroup results from a randomized controlled trial. *British Medical Journal*; 321: 13–17.

The Task Force for the management of arterial hypertension of the European Society of Hypertension (ESH) and of the European Society of Cardiology (ESC) (2013). The 2013 ESH/ESC guidelines on the management of arterial hypertension. *European Heart Journal;* 34:2159–219

Thrombosis Prevention Trial 1998. The Medical Research Council's general Practice Research Framework. Thrombosis prevention trial: randomised trial of low-intensity oral anticoagulation with warfarin and low-dose aspirin in the primary prevention of ischaemic heart disease in men at increased risk. *Lancet*; 351(9098): 233–41.

第四部分

特殊人群的高血压管理

第 20 章
高血压及心血管疾病风险管理

原著　Sunil Nadar
翻译　齐晓娟

要点

- 高血压治疗的目的是降低心血管疾病风险及其并发症。
- 高血压治疗可延长患者预期寿命及改善生活质量。
- 高血压治疗的目的不仅在于降低血压本身，而且要控制所有危险因素。

20.1　引言

高血压是心血管疾病发生与发展的重要危险因素，收缩压及舒张压水平与心血管疾病的发病率及死亡率之间存在相关性。高血压在人群中广泛流行，在每年的全球死亡原因中占很高的比例。

传统的高血压患者管理是以血压的测量值及达到该测量值所需服用的药物的种类为对象的。而对多数高血压患者具有共存危险因素的共识已使高血压治疗的重点转向了心血管疾病危险因素的综合管理，其目的是降低致命性及非致命性心血管及脑血管事件的发病率。心血管疾病危险因素的综合管理对于延长患者的预期寿命及获得良好的生活质量是一种成本效益高的干预措施。

20.2 心血管疾病风险的定义

20.2.1 绝对风险

高血压只是构成个体总体心血管疾病风险的危险因素之一。其他危险因素还包括糖尿病、高脂血症及肥胖。这些危险因素可体现为不同的生活方式，如高热量饮食、久坐不动及吸烟。多重的危险因素共存对于增加整体的风险具有综合效应。

目前已研发了很多心血管疾病风险预测模型。

1. 世界卫生组织（World Health Organization，WHO）及国际高血压学会（International Society of hypertension，ISH）的风险预测表：根据年龄、性别、血压、吸烟状况、总胆固醇水平、有无糖尿病评估 10 年的致死性及非致死性心肌梗死或脑卒中的风险。该预测表包含了多个适合全球不同地区的图表。

2. 英国学会联合会（Joint British Societies，JBS）心血管疾病风险预测：评估冠心病和脑卒中 10 年以上的发病风险。评估涉及的因素包括年龄、性别、吸烟状况、收缩压以及总胆固醇与高密度脂蛋白的比率。

3. Framingham 风险方程：适用于心力衰竭、冠状动脉疾病或脑卒中的 10 年发病风险的评估。该评估方法的局限性在于：它的数据主要来自于美国白人中产阶级而未考虑肥胖和生活方式的因素。

上述模型和其他风险模型均已开发了协助确定高血压和其他危险因素共存的治疗措施的决策程序，但这一功用并未把显著增加风险的种族因素（尤其是南亚人群）考虑在内。

20.2.2 相对风险

人群研究显示，高血压与未来心血管事件的发生、发展具有明确的相关性，治疗高血压可降低心血管事件的风险，但对降低风险程度和血压下降程度之间的确切关系尚不清楚。

所有量化风险的模型应尽量简单易用，以便能广泛应用。它们的局限性主要包括：未将危险因素存在的时间计入测量，因而导致每个变量在计算过程中的意义有限，如锻炼。尤其是在年轻人群中，患者可能有多个主要危险因素，相对风险很高，但其绝对风险可能仍然很小。相反，在老年人群中，尽管个体的风险水平并没有显著高于其同龄人，但危险因素的存在可对疾病的发展构成很高的绝对风险。这一现象对于长期暴露于重要危险因素而未得到适当治疗的年轻患者可导致不可逆性损害。

20.3　管理危险因素的原因

当存在心血管疾病引起不良事件的重要相对风险时，高血压的治疗有助于减少不良事件的发生。危险因素包括已患心血管疾病、糖尿病、10 年以上心血管疾病风险 > 20%、总胆固醇升高或胆固醇与高密度脂蛋白的比率升高以及收缩压 > 160 mmHg 或舒张压 > 100 mmHg。高血压伴有靶器官损害（target organ damage，TOD），如左心室肥厚、血清肌酐增加、微量白蛋白尿或肾小球滤过率估计值减少时，即使在血压水平较低的情况下，总体风险也是增加的。

20.4　心血管疾病危险因素的管理

- 治疗的决策取决于相对风险。
- 药物治疗的同时改变生活方式。
- 治疗过程中优先控制最高危险因素。
- 治疗的目标是在收益最大化的同时将不良反应降到最低。

一些危险因素是遗传性获得而不可控的，包括年龄、性别、家族史及种族。可控危险因素可通过药物治疗或行为的改变而得到改善。图 20.1 所示是欧洲高血压学会（ESH）提出的以心血管疾病风险为依据的高血压患者管理策略。

20.5 非药物干预

改变生活方式具有降低心血管疾病风险的作用。很多生活方式的改善有助于降低血压或延迟糖尿病的进程，虽然这些措施通常是有益的，但不能证明这些措施可以阻止心血管疾病并发症的发生，而且患者对这些措施的长期依从性通常较低。

饮食干预的目的如下：

- 减少日常饮食中总热量、盐以及脂肪的摄入具有多方面的益处。减少饮食钠盐的摄入可降低血压，减少热量的摄入可以减少超重个体的体重，并且对血压有益。
- 增加水果和蔬菜的摄入。增加每日钾及饮食中水果、蔬菜的摄入量可以降低血压。
- 定期锻炼。定期的体力活动可以降低血压和减少体脂，同时可以改善胰岛素的敏感性并提高高密度脂蛋白胆固醇水平。改善久坐不动的生活方式对维持理想体重非常重要。
- 适度饮酒。研究显示，少量或中等量饮酒者比不饮酒者心血管疾病死亡率低，而重度饮酒者心血管疾病死亡率明显升高。

20.5.1 戒烟

吸烟可升高血压及增加心率。停止吸烟可能并不直接降低血压，但可大大降低心血管疾病的风险。戒烟者应通过咨

<table>
<tr><th colspan="6">血压（mmHg）</th></tr>
<tr><th>其他危险因素
靶器官损害或
疾病</th><th>正常
收缩压120～129
或舒张压80～84</th><th>正常高值
收缩压130～139
或舒张压85～89</th><th>1级高血压
收缩压140～159
或舒张压90～99</th><th>2级高血压
收缩压160～179
或舒张压100～109</th><th>3级高血压
收缩压≥180
舒张压≥110</th></tr>
<tr><td>无其他危险因素</td><td>无血压干预</td><td>无血压干预</td><td>改变生活方式数月，
如果血压不能控制，
则进行药物治疗</td><td>改变生活方式数周，
如果血压不能控制，
则进行药物治疗</td><td>改变生活方式
+
立即药物治疗</td></tr>
<tr><td>1～2个危险因素</td><td>改变生活方式</td><td>改变生活方式</td><td>改变生活方式数周，
如果血压不能控制，
则进行药物治疗</td><td>改变生活方式数周，
如果血压不能控制，
则进行药物治疗</td><td>改变生活方式
+
立即药物治疗</td></tr>
<tr><td>≥3个危险因素，代谢综合征或靶器官损害</td><td>改变生活方式</td><td>改变生活方式，
并考虑药物治疗</td><td rowspan="2">改变生活方式
+药物治疗</td><td rowspan="2">改变生活方式
+
药物治疗</td><td rowspan="2">改变生活方式
+
立即药物治疗</td></tr>
<tr><td>糖尿病</td><td>改变生活方式</td><td>改变生活方式+
药物治疗</td></tr>
<tr><td>已患心血管疾病或肾疾病</td><td>改变生活方式
+
立即药物治疗</td><td>改变生活方式
+
立即药物治疗</td><td>改变生活方式
+
立即药物治疗</td><td>改变生活方式
+
立即药物治疗</td><td>改变生活方式
+
立即药物治疗</td></tr>
</table>

图 20.1　ESH 指南关于基于心血管疾病风险的初始治疗的建议

询及尼古丁替代疗法逐步完成戒烟。

20.6 药物治疗的目的是降低心血管疾病风险

对于高血压患者，其他危险因素的治疗措施取决于患病个体并存的危险因素。治疗策略如下所述。

20.6.1 抗血小板疗法

高血压最佳治疗（hypertension optimal treatment，HOT）研究探讨了阿司匹林疗法对高血压患者的益处及风险。该研究显示，阿司匹林治疗大约可降低 15% 的主要心血管事件及 36% 的急性心肌梗死发病率，对降低脑卒中发病率无效，不增加颅内出血的风险，但主要出血事件的风险增加 65%。血清肌酐＞ 115 μmol（＞ 1.3 mg/dl）的患者及心血管疾病基线风险较高的患者接受阿司匹林治疗的益处较大。而基线风险较低的高血压患者接受阿司匹林治疗的危害抵消了益处。

欧洲、英国以及美国的指南推荐心血管疾病患者长期服用低剂量阿司匹林。尽管颅外出血的风险加倍，但阿司匹林可大大降低复发性心血管事件的风险。对于既往发生过与阿司匹林相关的出血问题的患者，应考虑用氯吡格雷替代。由于阿司匹林有导致出血的风险，抗血小板治疗的明显优势主要体现在有 15% ～ 20% 的 10 年心血管疾病风险的患者中。为了使出血性脑卒中的风险降低到最低，必须在血压控制良好的情况下才能开始服用阿司匹林。有关这个话题已在本书第 17 章详细讨论。

20.6.2 降脂药物

一些研究已明确了他汀类药物在降低心血管事件中的优

势。在心脏保护研究（Heart Protection Study）中，与安慰剂相比，辛伐他汀对患有心血管疾病的患者有明显的降低心血管及脑血管事件的作用。在全部受试者中，高血压患者约占全部受试者的 41%，在这部分受试者中也观察到了同样的结果。在普伐他汀干预高危老年人的前瞻性研究（Pravastatin in Elderly Individuals at Risk of Vascular Disease，PROSPER）中也观察到了相似的结果，在该研究中，62% 的受试者是高血压患者。盎格鲁-斯堪的那维亚心脏终点事件试验（Anglo-Scandinavian Cardiac Outcomes Trial，ASCOT）的研究结果也表明，阿托伐他汀具有预防心血管疾病的作用。大多数指南建议，80 岁以上患有心血管疾病或长期（至少 10 年）患有糖尿病的患者应该服用他汀类药物。上述患者的总血清胆固醇及血清低密度脂蛋白胆固醇的目标值分别是＜ 4.5 mmol/L（175 mg/dl）和＜ 2.5 mmol/L（100 mg/dl），也可考虑降低最低目标值，即上述两个指标分别＜ 4.0 mmol/L（155 mg/dl）和＜ 2.0 mmol/L（和 80 mg/dl）。

降压和降血脂治疗预防心肌梗死试验（Anti-hypertensive and Lipid Lowering Treatment to Prevent Heart Attack Trial，ALLHAT）和 ASCOT 评估了使用他汀类药物（分别是普伐他汀和阿托伐他汀）的益处，特别是对高血压患者的益处。在 ALLHAT 中服用普伐他汀没有表现出对伴有心血管疾病的高血压患者有任何益处，而在 ASCOT 中服用阿托伐他汀则具有明显的作用，其作用主要表现在治疗组与对照组的总胆固醇和低密度脂蛋白水平出现了较大的差异。

ESH 和欧洲心脏病学会（ESC）在指南中建议，他汀类药物应该用于年龄＜ 80 岁且有 20% 以上的 10 年心血管疾病风险或 5% 以上心血管疾病死亡率的高血压人群。血清总胆固醇及低密度脂蛋白胆固醇目标水平分别应为＜ 5 mmol/L（190 mg/dl）和＜ 3 mmol/L（115 mg/dl）。大多数患者在使用适当剂量的他汀类药物及联合非药物治疗后可达到该目标。对于没有达到目标或其高密度脂蛋白胆固醇及三酰甘油水平仍然异常（如分别< 1.0 mmol/L、> 2.3 mmol/L）的患者，可加用依泽替米贝或其他疗法，也可参照相关专家的建议。

JBS 的指南还建议，他汀类药物治疗的目标是：总胆固醇应该达到 5 mmol/L 或更低（或降低总胆固醇的 25%），低密度脂蛋白胆固醇为 3 mmol/L 或更低（或低密度脂蛋白胆固醇降低 30%）。

20.6.3 血糖的控制

控制血糖的目的是早期发现和预防糖尿病的进展。糖尿病和糖耐量降低是心血管疾病发生发展的重要危险因素。2 型糖尿病患者中高血压很常见，糖尿病性高血压患者的总体心血管疾病风险明显增加。同样，高血压患者发展成为 2 型糖尿病的风险也升高。对于这些患者，严格控制血糖是很重要的。英国前瞻性糖尿病研究（United Kingdom Prospective Diabetes Study，UKPDS）表明，对于伴有 2 型糖尿病的高血压患者，控制血糖的益处主要体现在减少微血管并发症的发生。其他研究表明，严格控制血糖可防止大血管并发症的发生。

根据糖尿病治疗指南，血浆空腹血糖浓度应（多次测量平均值）≤ 6 mmol/L（108 mg/dl），且糖化血红蛋白应< 6.5%。第 26 章将详细讨论糖尿病性高血压患者的治疗。

20.7 总结

总体来说，高血压的管理方式已经发生了变化，它不仅仅是控制血压水平本身，还包括管理患者的总体心血管疾病风险。英国高血压学会（BHS）/ 美国及欧洲高血压学会（American and European Societies of Hypertension）最近的指南推荐，为降低高血压患者的总体心血管疾病风险，应在治疗中应用降脂和抗血小板药物。因此，对高血压患者的治疗需要制定全面的、整体的心血管疾病风险管理策略。

主要参考文献

JBS (2005). Joint British Societies' guidelines on prevention of cardiovascular disease in clinical practice. *Heart*; 91(Suppl V): v1–v52.

Pignone M, Mulrow CD (2001). Using cardiovascular risk profiles to individualize hypertensive treatment. *British Medical Journal*; 322: 1164–6.

NICE (2007). Clinical guideline 34-Hypertension: management of hypertension in adults in primary care. NICE Publications, London. <http://www.nice.org.uk>

<http://www.nice.org.uk/nicemedia/pdf/CG034NICEguideline.doc>

Padwal R, Strauss S, McAlister FA, *et al*. (2001). Cardiovascular risk factors and their effects on the decision to treat hypertension: evidence based review. *British Medical Journal*; 322: 977–80.

World Health Organization (2007). Prevention of Cardiovascular Disease—Pocket Guidelines for Assessment and Management of Cardiovascular Risk. Geneva: WHO.

The Task Force for the management of arterial hypertension of the European Society of Hypertension (ESH) and of the European Society of Cardiology (ESC) (2013). 2013 ESH/ESC Guidelines for the management of arterial hypertension. *European Heart Journal*; 34, 2159–219.

第 21 章

高血压药物治疗指南

原著　Gregory YH Lip 和 Sunil Nadar
翻译　牛淑冬

要点

- 英国和欧洲指南中将收缩压 130 ~ 139 mmHg 归类为“血压正常高值”（美国指南称为“高血压前期”），并且，建议对这一人群不采用药物治疗，而是坚持严格地改善生活方式。
- 不同种类降压药物的使用取决于患者的合并症和危险因素。
- 治疗应该是整体的、全面的，除控制血压外，还包括心血管疾病风险管理。
- 最新指南不建议降低糖尿病患者的目标收缩压水平。

21.1　引言

鉴于高血压管理方法的快速进展，各学术机构就具有临床价值的研究和治疗手段（包括药物和非药物）定期发布了指南，以便向医学界通报关于高血压治疗的最佳方法。

临床常用的指南来自英国高血压学会（BHS）、（美国）联合委员会（Joint National Committee，JNC）、欧洲高血压学会（ESH）等学术机构，其他还有 WHO/ISH，在英国还有英国国家卫生与保健优化研究所（UK National institute of Health and Care Excellence，NICE）（以证据和成本效益为依据的高血压管理指南）。最近 NICE 还与 BHS 发布了联合指南。

本章主要讨论 BHS/NICE 联合指南、ESH 指南（2013 年）和（美国）联合委员会关于高血压预防、监测、评估和治疗的第八次报告（Eighth Report of the Joint National Committee on the prevention，detection，evaluation，and treatment of high blood pressure，JNC-8）。

所有现代的高血压指南都持有一个非常相似的观点，即在评估心血管疾病风险时，不再将高血压看做是一个孤立的疾病，而是整体心血管疾病风险的一部分。这些指南的第一部分通常指导如何准确测量血压，如何评估高血压患者的心血管疾病风险，以及介绍高血压的研究方法。之后，这些指南会指导非药物和药物治疗，以及特殊情况下的高血压的管理方法，如妊娠期高血压、恶性高血压、肾损害等。

以上内容已经在其他章节中进行了论述，本章集中讨论各指南推荐的高血压治疗策略。

21.2 BHS/NICE 指南

英国高血压学会第四次报告（BHS- Ⅳ）颁布的指南不使用“高血压前期”的概念，代之以“血压正常高值”。在没有糖尿病的情况下，BHS- Ⅳ指南不推荐血压正常高值（收缩压＜ 139 mmHg，舒张压＜ 89 mmHg）患者使用药物治疗，而是建议每年监测血压以及指导患者严格改善生活方式。

对于其他各类患者，建议在改善生活方式的同时应用药物治疗（见表 21.1）。各种降压药物及其应用细则见表 21.2。

表 21.1　血压阈值与治疗		
血压（mmHg）	总体风险评估	建议
＜ 130/85		5 年后重新评估
130 ～ 139/85 ～ 89		每年评估，严格改善生活方式
140 ～ 159/90 ～ 99	无靶器官损害、心血管并发症、糖尿病或肾衰竭，心血管疾病风险＜ 20%	观察，每年评估心血管疾病风险，严格改善生活方式
140 ～ 159/90 ～ 99	有靶器官损害，或心血管并发症，或糖尿病，或肾衰竭，心血管疾病风险＞ 20%	药物治疗
＞ 160/100		药物治疗

表 21.2　各种主要降压药物的强制性适应证和可能适应证		
	强制性适应证	可能适应证
噻嗪 / 噻嗪类利尿药	老龄，心力衰竭，单纯性收缩期高血压	
钙通道阻滞剂（CCB）	老龄，单纯性收缩期高血压	老龄，缺血性心脏疾病（心率限制非二氢吡啶类药物的应用）
β 受体阻滞剂	缺血性心脏疾病	心力衰竭（谨慎并在监控下用药）
血管紧张素转化酶抑制剂（ACEI）	心力衰竭，心肌梗死后，1 型糖尿病肾病，脑卒中预防	慢性肾疾病，2 型糖尿病肾病，蛋白尿性肾病
血管紧张素受体阻滞剂（ARB）	ACEI 不耐受，2 型糖尿病肾病，有左心室肥厚	心肌梗死后左心室功能不全
α 受体阻滞剂	良性前列腺肥大	

降压治疗中，对年龄＜ 80 岁的患者，推荐目标血压值为 140 mmHg/90 mmHg；对年龄＞ 80 岁的患者，推荐目标血压值为 150 mmHg/90 mmHg；对年龄＜ 40 岁的无靶器官损害、心血管疾病、肾损害或糖尿病表现的 1 期高血压患者，考虑通过专业的评估判断是否为继发性高血压，并且通过详细的检查确定是否有潜在的靶器官损害，因为 10 年心血管疾病风险评估可能会低估这类患者心血管事件的终身风险。

图 21.1 列出了 BHS/NICE 于 2011 年发布的联合指南中推荐的治疗方案。简而言之，第 1 步是，对于肾素水平低的患者，如年轻患者或非加勒比黑种人患者，应用血管紧张素转化酶抑制剂（angiotensin-converting enzyme inhibitor，ACEI）或血管紧张素受体阻滞剂单药治疗。对于年老患者或加勒比黑种人患者，推荐应用钙通道阻滞剂；对于因水肿（心力衰竭样症状）而对钙通道阻滞剂不能耐受的患者，推荐使用噻嗪类利尿药氯噻酮或吲达帕胺（不推荐传统的噻嗪利尿药）。

不推荐 β 受体阻滞剂用于高血压的初始治疗。

然而，β 受体阻滞剂可以考虑用于年轻患者，尤其是对 ACEI 和血管紧张素Ⅱ（angiotensin Ⅱ，Ang Ⅱ）受体阻滞剂不耐受或有禁忌证的患者、育龄女性或有交感神经系统活动增强表现的患者。如果需要加用二线药物，推荐加用一种钙通道阻滞剂而不是噻嗪类利尿剂，以降低发生糖尿病的风险。

第 2 步是，加用第二种药物，如 ACEI 加钙通道阻滞剂或利尿药。应避免 ACEI 和血管紧张素受体阻滞剂联合使用。第 3 步是，ACEI、钙通道阻滞剂和利尿药联合用药。第 4 步是，可以加用不同种类的药物，如 β 受体阻滞剂、α 受体阻滞剂或其他利尿药，这一阶段，如果血压仍未得到良好的控制，应寻求和参考专家的意见。

指南中的其他内容提到了用于降低心血管疾病风险的辅助药物。例如，对于已患心血管疾病的患者，或符合英国学

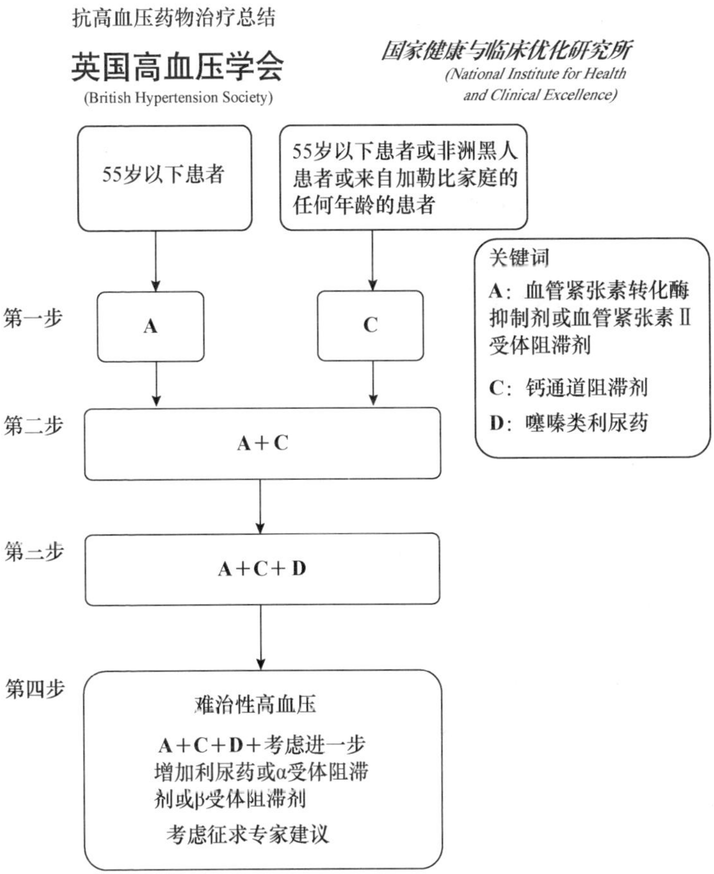

图 21.1 BHS/NICE 联合指南推荐的治疗方案

National Institute for Health and Clinical Excellence（2006）CG34 Hypertension：clinical management of primary hypertension in adults. Manchester：NICE. Available from http：//www.nice.org.uk/guidance/CG34 Reproduced with permission

会联合会（Joint British Societies，JBS）心血管疾病风险量表/电子版心血管疾病风险量表的高危患者，推荐考虑使用阿司匹林或他汀类药物，按下列方案进行治疗：

- 一级预防：阿司匹林 75 ≥ mg 用于年龄≥ 50 岁、血压控制良好的患者；也可用于有靶器官损害、糖尿病或心血管疾病风险＞ 20% 的患者。

- 一级预防：他汀类药物用于10年心血管疾病风险>20%的患者。
- 二级预防：他汀类药物和阿司匹林用于已有心血管疾病表现的患者，包括心绞痛/心肌梗死、脑卒中、短暂性脑缺血发作、周围性血管疾病等。

21.3 ESH/ESC联合指南（2013版）

ESH/欧洲心脏病学会（ESC）联合指南对高血压的分类见表21.3。

表21.3 血压水平的定义和分类

分类	收缩压（mmHg）		舒张压（mmHg）
最佳	<120	和	<80
正常	120～129	和/或	80～84
正常高值	130～139	和/或	85～89
1级高血压	140～159	和/或	90～99
2级高血压	160～179	和/或	100～109
3级高血压	≥180	和/或	≥110
单纯性收缩期高血压	≥140	和	<90

单纯性收缩期高血压：舒张压<90 mmHg，根据表中所列出的收缩压水平分为1、2、3级

“高血压”的“高”和“低”的界值的确定以个体的总体心血管疾病风险为依据。

该指南参考了总体冠状动脉风险评估（Systematic Coronary Risk Evaluation，SCORE）风险评分。SCORE模型最先是由2003年欧洲心血管疾病预防临床实践指南

（European Guidelines on Cardiovascular Disease Prevention in Clinical Practice）提出的。其中的心血管死亡风险评分标准的制定是依据欧洲 11 个国家、对超过 20 万人的、大约 13 年的心血管死亡的随访研究结果。这一评分方法采用彩色图表列出了 40 ～ 65 岁患者的 10 年心血管疾病风险，相关内容包括性别、胆固醇、收缩压、吸烟情况。该指南提供了“高风险”国家量表和“低风险”国家量表。在这些指南中，强调了降压的益处在于降压本身带来的影响，而不是应用哪种药物、如何联合用药以及按什么顺序进行药物治疗。降压药的联合应用方案见图 21.2。

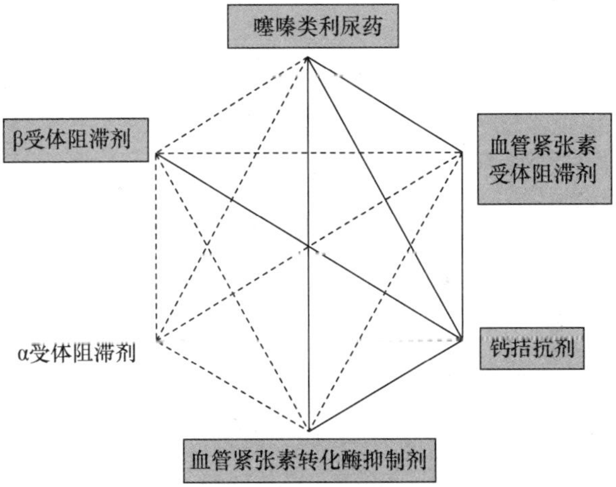

图 21.2　ESH 推荐的降压药联合应用方案。一般高血压人群的优选联合用药方案用粗线表示。这个框架显示了经过对照干预试验证明是有益的药物类别

Authors/Task Force Members et al, Eur Heart J 2007; 28: 462-536.

患者的个体化治疗与降压效果、药物不良反应、患者个体化的心血管疾病风险状况、靶器官损害伴发疾病等因素有关（见表 21.4 和图 21.3）。该指南明确指出了特定情况下哪些药物的应用优于其他药物。

表 21.4 根据靶器官损害或合并症选择降压药物

亚临床器官损害	
左心室肥厚	
无症状	ACEL、CA、ARB
动脉粥样硬化	CA、ACEI
微量蛋白尿	ACEI、ARB
肾功能不全	ACEI、ARB
临床事件	
曾患脑卒中	任何降压药：BB ACEI、ARB、CA、利
曾患心肌梗死	尿药、BB、ACEI、ARB、抗醛固酮制剂
心绞痛	
心力衰竭	
心房颤动	
复发性心房颤动	ARB、ACEI
永久性心房颤动	BB、非二氢吡啶类 CA
心率过速	BB
肾衰竭 / 蛋白尿	ACEI、ARB、髓袢利尿药
外周动脉疾病	CA
左心室功能不全	ACEI
疾病	
单纯收缩期高压（老年）	利尿药、CA
代谢综合征	ACEI、ARB、CA
糖尿病	ACEI、ARB
妊娠	CA、甲基多巴、BB
黑人	BB
青光眼	ARB
ACEI 所致咳嗽	

ACEI：血管紧张素转化酶抑制剂（angiotensin converting enzyme inhibitor）；ARB：血管紧张素受体阻滞剂（angiotensin receptor blocker）；CA：钙拮抗剂（calcium antagonist）；β 受体阻滞剂（beta-receptor blocker，BB）

其它危险因素，无症状的器官损伤或疾病	血压（mmHg）			
	正常血压高值 SBP 130～139 或 DBP 85～89	高血压1级 SBP 140～159 或DBP 90～99	高血压2级 SBP 160～179 或DBP 100～109	高血压3级 SBP ≥ 180 或 DBP ≥ 110
无其他危险因素		低危	中危	高危
1～2个危险因素	低危	中危	中危至高危	高危
≥3个危险因素	低危至中危	中危至高危	高危	高危
靶器官损害，慢性肾病3级或糖尿病	中危至高危	高危	高危	高危至很高危
有症状的心血管疾病，慢性肾病4级或糖尿病伴发器官损伤/其他危险因素	很高危	很高危	很高危	很高危

图 21.3　以心血管疾病风险为依据的治疗指南

Authors/Task Force Members et al. Eur Heart J, 2007, 28: 462-536.

21.4 JNC-7和JNC-8指南

JNC指南与BHS-Ⅳ非常相似。如前所述，其主要的不同是对“高血压前期”的单独分类。JNC-8指南没有过多讨论高血压的诊断和检查，而是主要就高血压的管理提出了建议。

JNC与BHS/NICE指南的区别在于对年龄段的划分。根据JNC指南，对于＞60岁的患者（BHS/NICE为80岁），如果血压＞150 mmHg/90 mmHg，应开始药物治疗，目标血压值为＜150 mmHg/90 mmHg。对于＜60岁的成年患者、慢性肾衰竭或糖尿病患者，如果血压＞140 mmHg/90 mmHg，应开始药物治疗，目标血压值为＜140 mmHg/90 mmHg。

其余治疗方案与其他指南相似，都是以噻嗪利尿药、钙通道阻滞剂、ACEI或血管紧张素受体阻滞剂开始治疗，在下一阶段再加用其他药物等。

21.5 各指南的比较

总体来说，近期的大部分指南都是相似的，表21.5列出了它们的主要不同点。

（1）关于不同目标血压的年龄段划分不同。欧洲和英国的指南推荐对＞80岁的患者放宽目标血压标准（150 mmHg/90 mmHg），而在JNC-8指南中，该目标血压的年龄段为60岁。

（2）对于糖尿病患者，欧洲血压指南推荐的目标血压值为140 mmHg/85 mmHg，而JNC指南推荐的目标血压值为140 mmHg/90 mmHg。

（3）ESH指南提高了肾衰竭和蛋白尿患者的目标血压标准（130 mmHg/80 mmHg），而JNC-8指南没有对肾衰竭患者提出不同的要求。

表 21.5 各指南的比较

指南	人群	目标血压（mmHg）	初始药物选择
JNC-8	一般＞ 60 岁	＜ 150/90	非黑人：噻嗪利尿药，ACEI、ARB 或 CCB 黑人：噻嗪类利尿药或 CCB
	一般＜ 60 岁	＜ 140/90	
	糖尿病	＜ 140/90	
	慢性肾病	＜ 140/90	ACEI 或 ARB
ESH/ESC	一般非老年	＜ 140/90	利尿药、BB、CCB ACEI 或 ARB
	一般老年＜ 80 岁	＜ 150/90	
	一般＞ 80 岁	＜ 150/90	
	糖尿病	＜ 140/90	ACEI 或 ARB
	慢性肾病无蛋白尿	＜ 140/90	ACEI 或 ARB
	慢性肾病有蛋白尿	＜ 1 530/90	
NICE	一般＜ 80 岁	＜ 140/90	＜ 55 岁：ACEI 或 ARB ＞ 55 岁或黑人：CCB
	一般＞ 80 岁	＜ 150/90	

ACEI：血管紧张素转化酶抑制剂（angiotensin converting enzyme inhibitor）；ARB：血管紧张素受体阻滞剂（angiotensin receptor blocker）；CCB：钙通道阻滞剂（calcium channel blocker）；β 受体阻滞剂（beta-receptor blocker，BB）

主要参考文献

James PA, Oparil S, Carter BL, *et al.* (2014) Evidence-Based Guideline for the Management of High Blood Pressure in Adults: Report From the Panel Members Appointed to the Eighth Joint National Committee (JNC 8)

Journal of the American Medical Association; 311(5):507–20.

Hypertension: Clinical management of primary hypertension in adults. The NICE guidelines. <http://publications.nice.org.uk/hypertension-cg127>

The Task Force for the management of arterial hypertension of the European Society of Hypertension (ESH) and of the European Society of Cardiology (ESC) (2013). 2013 ESH/ESC Guidelines for themanagement of arterial hypertension. *Journal of Hypertension;* 31:1281–357.

第 22 章

妊娠期高血压疾病

原著　VJ Karthikeyan

翻译　肖　宇

要点

- 高血压是妊娠期间最常见的医学难题。
- 妊娠期存在的高血压可以称为妊娠期高血压或妊娠高血压综合征，它可以发生于妊娠之前，也可以发生于妊娠过程中。
- 再次妊娠时，妊娠期高血压的复发率很高。
- 对药物治疗减少新生儿并发症的作用尚不确定。
- 子痫和子痫前期是临床急症，需要密切监测和及时处理。

22.1　引言

高血压是妊娠期最常见的临床疾病，也是导致孕产妇死亡的主要原因，而且对妊娠结局具有非常重要的影响。妊娠期高血压的发病率大约是 5%，但是，它涵盖的范围非常广泛，预示着不同的妊娠结局，因此，要求针对具体情况采取不同的管理策略。妊娠期高血压能同时影响孕妇和胎儿的健康，如果未能及时诊断和治疗，则会导致孕妇和胎儿的发病率和死亡率大幅上升。

妊娠期高血压疾病包括子痫和子痫前期，在英国是导致孕妇和胎儿死亡的第二大因素（死亡率约为 2%）。因子痫死亡的孕产妇约占孕产妇死亡总数的 1/6。

22.2 妊娠期高血压疾病的分类

根据妊娠期高血压工作小组报告（Working Group Report on Hypertension in Pregnancy），妊娠期高血压可分为四种类型：妊娠合并慢性高血压、子痫前期-子痫、慢性高血压并发子痫前期和妊娠期高血压（表 22.1）。

妊娠合并慢性高血压是指发生于妊娠之前或在妊娠 20 周之前确诊的高血压（收缩压≥ 140 mmHg 和 / 或舒张压≥ 90 mmHg）以及在妊娠早期首次诊断并持续到产后的高血压。

子痫前期和子痫是妊娠期特发性综合征，通常发生于妊娠 20 周以后或滋养层疾病的早期（葡萄胎或积水）。在此综合征中，血压升高常与蛋白尿伴随发生。

子痫前期是一种以高血压、蛋白尿、头痛、视力改变、上腹或右上腹疼痛以及呼吸困难为特征的综合征。已发现多

表 22.1 妊娠期高血压分类

发现	妊娠合并慢性高血压	妊娠期高血压	子痫前期或子痫
高血压发生时间	＜妊娠 20 周	妊娠中期以后	≥妊娠 20 周
蛋白尿	无	无	有
血液黏度	正常	正常	升高
血小板减少	无	无	有
肝功能损伤	无	无	有
血肌酐＞ 1.2 mg/dl	无	无	有
血尿酸升高	无	无	有
临床症状	无	无	有

种可增加子痫前期发病风险的因素，例如，年龄、胎次、子痫前期病史、家族史、多胎妊娠、患有其他疾病［胰岛素依赖型糖尿病（insulin dependent diabetes mellitus，IDDM）］、肥胖和胰岛素抵抗、慢性高血压、肾疾病、自身免疫性疾病、抗磷脂综合征、风湿性疾病、吸烟、体重指数升高、血压升高和蛋白尿。另外，夫妇相关因素，包括精子低暴露、初父、人工授精、接受卵子或胚胎捐献后妊娠，也被认为在发病过程中发挥了重要作用。

子痫是指有子痫前期表现的孕妇在无其他诱因情况下发生的惊厥。

妊娠期高血压是指在妊娠前 20 周血压正常的女性在之后的妊娠期内血压＞ 140 mmHg/90 mmHg。重度妊娠期高血压患者的血压可持续＞ 160 mmHg/110 mmHg 达 6 小时之久，而在产后 10 天内血压可基本恢复正常。患者一般表现为头痛、视力模糊、腹痛以及实验室检查异常，包括血小板下降和肝功指标异常。

子痫前期可并发于有慢性高血压的孕妇，这种情况下诊断变得尤为困难。同时存在的子痫前期与慢性高血压恶化很难区分，可能的表现包括：原来有高血压的孕妇出现蛋白尿，或妊娠早期无蛋白尿（＜ 20 周）且血压控制良好的孕妇突然出现蛋白尿或血压突然升高、血小板减少（＜ 100 000/mm^3）、谷丙转氨酶或谷草转氨酶异常升高。

22.3 血压的测量

关于妊娠期间收缩压的测量，存在很大争议。（美国）国家高血压教育计划妊娠期高血压工作小组（National High Blood Pressure Education Program Working Group on High Blood Pressure in Pregnancy，NHBPEP）推荐使用第Ⅴ阶段柯

氏音进行测量。

22.4 病理生理学

子痫前期是由胚胎的刺激作用或母体对胚胎的排异反应所导致的。胚胎发育不良是导致母体出现症状的诱发因素，其程度与炎症信号（依赖于胎儿的基因）和母体反应性（依赖于母亲基因）有关。

血管（缺血-再灌注可导致氧化应激和血管疾病）和免疫（母体-胚胎免疫适应不良，也就是母体排斥胎儿产生的同种免疫反应）两种机制可能与子痫前期的发生相关。子痫前期的病理生理学机制非常复杂，包括遗传易感性、肾素-血管紧张素-醛固酮系统系统失调、母体内皮细胞功能障碍、母体凝血功能异常、细胞因子、生长因子等因素。

尽管已有多种临床和实验室检查（框 22.1）被用于子痫

框 22.1 子痫前期的检查

临床检查

- 妊娠中期平均动脉压（mean arterial pressure，MAP）≥ 90 mmHg
- 血管紧张素灌注试验
- 子宫动脉多普勒波形
- 实验室检查
- 尿钙
- 尿激肽释放酶与肌酐比值
- 血浆纤连蛋白
- 血清抑制素
- 血清甲胎蛋白（alpha-foetoprotein，AFP）/ 人绒毛膜促性腺激素（human chorionic gonadotrophin，hCG）
- 血清尿酸
- 血细胞比容
- 抗凝血酶Ⅲ
- 纤溶酶原激活物抑制剂（1 和 2）

前期的风险评估，但目前还没有十分可靠的预测手段。子痫前期病史对于预测本病具有重要意义。

22.5　妊娠期高血压的管理

22.5.1　子痫前期的预防

妊娠期补钙、低剂量阿司匹林和鱼油等措施可用于子痫前期的预防。

22.5.2　妊娠期高血压患者的监测

在妊娠早期，基本实验室检查（血细胞比容、血红蛋白浓度、血小板计数、血肌酐和尿酸水平）对子痫前期的早期诊断有重要价值。可根据尿液常规检查结果估计 24 小时尿蛋白质的定量和肌酐清除率，并进一步判断肾功能情况。

对于高危患者，精确推断妊娠日期（必要时可利用超声检查）和评估胎儿生长情况非常重要，应在妊娠 15 ～ 28 周进行超声扫描评估胎儿生长状况。

对于妊娠中期之后出现高血压的孕妇，推荐进行实验室检查，每 2 周 1 次监测可对子痫前期、慢性和短暂性高血压进行鉴别诊断，也可评估疾病进程和严重程度。即使子痫前期患者的血压升高幅度很小，通过实验室检查也可能会发现一项或多项异常改变。当孕妇出现凝血障碍、肝功能或肾功能损伤等威胁生命的异常改变时，即便其血压只是轻度升高，也要及时终止妊娠。

妊娠期高血压的治疗（尤其是收缩期高血压）需采取迅速有效的措施，最大限度地的预防出血性脑卒中等并发症的发生。避免医源性高血压最有效的措施是：在第三产程的常规处理中避免使用麦角新碱。

22.5.3 妊娠合并慢性高血压

一旦孕妇血压升高，需要全面评估高血压的严重程度，并对孕妇的生活方式给予调整建议（限制日常活动量、避免剧烈运动、控制日常钠盐摄入量、戒烟和戒酒等）。停止使用已知对胎儿有害的药物尤为重要，可以选择安全性更高的药物替代。对于出现靶器官损害的患者，尤其是早期出现蛋白尿的患者，应提前告知新生儿可能出现健康问题的高风险。

大部分妊娠合并慢性高血压的患者一般处于1期高血压，仅需对其生活方式进行调整，对于多数患者进行严密的评估和监测血压变化即可，尤其是在妊娠前半程出现生理性血压下降的孕妇。一部分内科医生提倡在妊娠期间不进行抗高血压药物治疗。这一结论来自于对45项应用不同种类抗高血压药物治疗1期、2期高血压孕妇的随机对照试验进行的meta分析。该meta分析发现，抗高血压治疗诱导的平均动脉压下降与早产儿发生率之间具有直接线性关系，而且这种相互关系与高血压的类型、抗高血压药物的种类和治疗时程无关。

然而，对于出现靶器官损害或需要多种抗高血压药物治疗的孕妇，为了控制其血压水平，应持续应用降压药物进行治疗。无论在何种情况下，一旦患者的收缩压达到150～160 mmHg或舒张压达到100～110 mmHg，都必须重新制订治疗方案。对妊娠早期出现的严重慢性高血压，积极有效的治疗非常关键，因为在这类患者中流产的比例高达50%，孕妇死亡率也明显升高。大部分妊娠不良结局与伴发子痫前期密切相关。而且，慢性高血压孕妇如果早期出现蛋白尿，新生儿出现健康问题的风险也将大大提高。

22.5.4 子痫前期的管理

胎儿分娩是治疗子痫前期的最终措施。但是，是否分娩需要全面考虑母体和胎儿的健康情况，包括对胎龄、胎位以及对母体状况的评估。需要分娩的指标包括：孕妇出现严重的、明显的临床症状，实验室检查结果显著异常，以及胎儿健康状况不良。

对于重度子痫前期患者，需要及时采取控制措施并定期进行规范严密的血压监测。在早期临床管理中还包括麻醉剂的使用，有时需要给予重度监护。子痫是非常严重的并发症，子痫发作导致的死亡率非常高，应积极避免。

22.5.5　药物治疗

降压药物治疗可有效预防脑血管和心血管并发症，而这些是决定孕妇发病率和死亡率的主要因素，但是，降压药物治疗不能阻止或改变轻度子痫前期的自然进程。

许多药物可用于妊娠期高血压的治疗。准确掌握孕妇和胎儿对药物的不良反应及其作用机制对于选择正确的治疗方案至关重要。

妊娠期高血压的常规药物治疗可应用拉贝洛尔、甲基多巴、硝苯地平、可乐定、利尿药和肼苯哒嗪等。拉贝洛尔是妊娠期高血压治疗的首选药物。硫酸镁可用于子痫前期的治疗，能够预防子痫惊厥的发生。硝普钠可用于高血压危象的治疗。因硝酸甘油对脑灌注和颅内压的影响，在高血压脑病的治疗中被列为禁忌药物，但硝酸甘油作为动-静脉联合舒张剂，可用于子痫前期合并肺水肿的治疗以及伴有支气管功能异常的高血压的治疗。利尿药和钙通道阻滞剂相对安全，但目前参考数据有限，尚未被列为治疗妊娠期高血压的一线药物。

血管紧张素转化酶抑制剂（angiotensin-converting enzyme inhibitor，ACEI）可导致胎儿畸形和死亡率增加，禁止用于妊娠期高血压治疗。β 受体阻滞剂因可导致小于胎龄儿的发生率提高，也应限制使用。但是，有强制性适应证时，如冠状动脉疾病或主动脉夹层等，综合利弊关系下可选择使用。

22.6 高血压急症

高血压性脑病、急性左心心力衰竭、急性主动脉分离或儿茶酚胺释放增加（嗜铬细胞瘤、可乐定停用）都是临床上可危及生命的紧急情况，需要紧急降压处理，尤其是在孕妇存在潜在心脏疾病、慢性肾疾病、联合应用多种降压药物、妊娠中期并发子痫前期、胎盘早剥伴弥散性血管内凝血（disseminated intravascular coagulation，DIC）时。

关于妊娠期高血压管理的更深入的问题超出了本书范畴，建议参考相关书籍。

22.7 结论

妊娠期高血压是非常重要的临床疾病，能够对母体和胎儿的健康产生深远的影响。妊娠期高血压管理需要多角度综合考虑，以确保妊娠期和分娩的顺利进行。

主要参考文献

Alexander JM, Wilson KL (2013). Hypertensive emergencies in pregnancy, *Obstetric and Gynecology clinics of North America;* 40: 89–101.

American College of Obstetricians and Gynecologists (1996). Hypertension in pregnancy. ACOG Technical Bulletin No. 219. Washington, DC: The College; 1–8.

Cantwell R, Clutton-Brock T, Cooper G, *et al.* (2011). Saving Mothers' Lives: Reviewing maternal deaths to make motherhood safer: 2006–2008. The Eighth Report of the Confidential Enquiries into Maternal Deaths in the United Kingdom. *British Journal of Obstetrics and Gynaecology;* 118 Suppl 1:1–203.

Coppage KH, Sibai BM (2005). Treatment of hypertensive complications in pregnancy. *Current Pharmaceutical Design;* 11: 749–57.

Karthikeyan VJ, Lip GY (2007). Hypertension in pregnancy: pathophysiology and management strategies. *Current Pharmaceutical Design;* 13: 2567–79.

Lindheimer MD (1993). Hypertension in pregnancy. *Hypertension;* 22: 127–37.

Report of the National High Blood Pressure Education Program Working group (2000). Report on high blood pressure in pregnancy. *American Journal of Obstetrics Gynecology;* 183: S1–S22.

Sibai BM (2005). Diagnosis, prevention, and management of eclampsia. *Obstetrics Gynecology;* 105(2): 402–10.

第 23 章

恶性高血压

原著 VJ Karthikeyan
翻译 肖 宇

要点

- 恶性高血压的表现包括血压极度升高和器官缺血性损伤。
- 随着抗高血压药物的广泛应用，恶性高血压的发病率呈下降趋势，但发病率和死亡率仍然很高。
- 常见症状为头痛和视力障碍。
- 恶性高血压的管理包括持续的心脏监测、规范的神经系统状况和排尿量评估。
- 口服药物与静脉注射药物具有同样的降压效果。

23.1 引言

恶性高血压是以血压升高、血管损伤和器官缺血性损伤（视网膜、肾、心或脑）为特征的综合征。血管损伤的特征表现为纤维蛋白样坏死和增生性动脉内膜炎。恶性高血压是伴随视网膜缺血性改变的高血压急症，其表现与 3 级或 4 级高血压性视网膜病变一致（图 23.1）。

恶性高血压的发病率为（1 ～ 2）/10 万人年，发病率和死亡率都很高，尤其是在长期存在心脏和肾并发症者。恶性

(a)

(b)

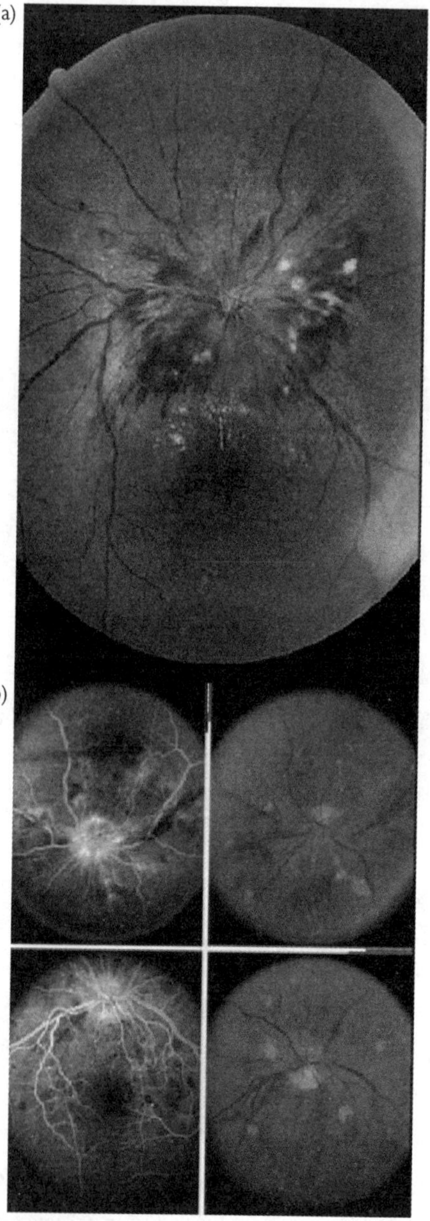

图 23.1 （**a**）高血压视网膜病变（火焰状出血，渗出，视盘模糊）;（**b**）恶性高血压：视盘水肿（水肿视盘边界模糊）

高血压的 1 年存活率为 76%，它常发生于年龄相对较小的群体，男性多见，加勒比黑种人发病风险最高。

在降压治疗方法出现之前，恶性高血压的发病率在高血压人群中占 7%，目前已下降至 1% ～ 2%。尽管其发病率相对较低，但在过去 40 年中，新增病例的绝对数量并没有明显改变。恶性高血压患者的 5 年生存率已大幅提高（50 年前几乎为零），这可能受益于早期诊断、降压治疗和新型降压药的出现。尽管原发性高血压患者和继发性高血压患者均可发展为恶性高血压，但后者发病风险更高。导致恶性高血压发生的原因列于框 23.1。恶性高血压还可以发生于收缩压相对较低的患者和高血压发病早期，说明血压升高速度的影响比实际血压水平的影响更为重要。

框 23.1　恶性高血压病因

原发性

- 原发高血压

继发性

- 肾疾病
  - 肾的器质性病变
  - 肾小球肾炎
  - 肾盂肾炎
  - 镇痛剂肾病或放射性肾病
  - 肾动脉狭窄
  - 肾胆固醇性栓塞
- 内分泌疾病
  - 嗜铬细胞瘤
  - 高醛固酮血症
- 其他
  - 硬皮病

23.2 恶性高血压的病理生理学

前已述及，恶性高血压可出现严重的血管损伤。典型的血管损伤可分为两类。第一类是纤维素样坏死，主要影响入球小动脉，可导致小动脉平滑肌细胞的透壁性坏死，同时伴有纤维蛋白和血小板沉积以及壁内出血；但受损血管的内皮细胞似乎还有一定活性；纤维素样坏死可利用动脉壁纤维替代物进行治疗，但会伴随出现血流动力学调控失常。第二类为增生性动脉内膜炎，主要影响中、小口径的阻力血管，在肾主要影响小叶间动脉；该损伤的特征为平滑肌细胞和成纤维细胞“洋葱皮样”同轴心性增生，导致小动脉口径狭窄，进一步发展可引起严重的组织缺血。导致恶性高血压血管损伤的可能因素包括：血压升高的直接损伤、血管毒性物质、容积下降、局部血管内凝血和激肽等。另外，当血液流经因纤维素沉积而阻塞的血管时，会使血细胞破坏增多，进而导致微血管溶血性贫血，并成为肾功能进一步恶化的诱因。

高血压状态下，机体内原有的稳态失衡（为应对血压升高，脑血管收缩以维持脑灌注量），可出现小动脉扩张、灌注过度、脑水肿和高血压脑病等临床表现。已知的异常改变还包括外周血肾素活性升高和醛固酮生成增加，均可导致血管损伤。

23.3 恶性高血压的临床特征

恶性高血压最常见的临床表现包括头痛、视力障碍、胸痛、呼吸困难和神经系统功能缺陷。神经系统症状包括：枕部头痛、脑血管阻塞或出血、视力障碍（包括短暂性失明）、一过性麻痹、抽搐、昏迷和高血压脑病（以重度高血压、头痛、呕吐、视力障碍、精神状况改变、抽搐、视网膜病和视盘水肿为表现的复杂的综合征）。心脏症状包括心绞痛、心肌梗死、肺水肿，有时肺水肿会成为主要症状。

可导致恶性高血压的其他病因包括药物或毒性物质，如可卡因、单胺氧化酶抑制剂（monoamine oxidase inhibitor, MAOI）、口服避孕药、β 受体阻滞剂突然停用、α 受体激动剂（可乐定）、酒精和类固醇。肾疾病（急性肾衰竭）可表现为少尿。胃肠道症状包括恶心和呕吐。

全面的体格检查非常重要，包括对心血管系统和神经系统状况的评估。

恶性高血压诊断的常用指标列于框 23.2。

框 23.2 恶性高血压临床所见

心血管系统

- 外周脉搏（检查桡动脉和股动脉延迟）
- 血压（双臂，以排除主动脉夹层或缩窄）
- 如怀疑主动脉缩窄，还需测量腿部血压
- 颈动脉或肾动脉杂音
- 心前区：触诊检查是否有持续的左心室抬举性搏动；听诊判断是否出现第三、第四心音或心脏杂音
- 血容量状况，直立体位生命体征，检查颈静脉，评估肝大小，评估外周水肿和肺爆裂音

中枢神经系统

- 全面的神经病学检查以排查局部体征
- 有局部神经系统体征者可筛查脑出血、脑梗死或斑块
- 视网膜检查，判断是否存在火焰状视网膜出血、渗出或视盘水肿

23.4 恶性高血压的管理

恶性高血压管理是一个严峻的临床挑战，应从严谨细致的评估与合理的检查两方面入手。在急性高血压危象患者的管理中，应采用多学科方法进行检查，并且合理采纳高血

压、肾病、心脏病和内分泌专科医生的意见是非常必要的。

在血压极度升高的情况下，多数器官系统，包括脑、眼、血管、心脏和肾，受到损伤的风险非常高（框23.3）。肾血管损伤非常易于发生，进而可能形成永久性肾衰竭。及时的治疗可减少并发症和永久性器官损伤的发生。

23.4.1 检查

基本的实验室检查应包括全面的血液（全血细胞计数、电解质、肾功检查、血糖、凝血功能）和尿液分析。心肌酶、甲状腺功能检查、尿儿茶酚胺和香草扁桃酸水平测定等项目可以帮助进一步明确潜在的发病原因。

尿素和肌酐升高、钠和磷酸盐水平升高、血钾升高或降低（尤其在高醛固酮血症时，尿钾丢失过多）以及酸中毒是常见的临床表现。蛋白尿、镜下血尿、尿中出现红细胞和透

框23.3 恶性高血压的并发症

脑损伤相关疾病

- 昏迷
- 高血压脑病
- 脑出血
- 癫痫
- 大脑动脉收缩或舒张
- 脑卒中
- 脑水肿

心肌损伤疾病

- 心绞痛
- 心肌梗死
- 左心功能不全
- 肾衰竭
- 反复发作的恶性高血压
- 永久性失明

明管型是恶性高血压的典型表现。

影像学检查可辅助评估和明确恶性高血压的病因（例如，X 线胸片可以帮助判断是否存在心脏扩大、肺水肿或其他胸部结构改变，包括主动脉狭窄的肋骨切迹或主动脉夹层引起的纵隔增宽。肾超声扫描能判断结构异常。肾血管造影片可判断肾动脉狭窄。头部计算机断层扫描可以判断颅内出血、血栓或占位性病变）。

12- 导联心电图检查对于评估心肌缺血、血栓、左心室肥厚、电解质紊乱的证据和药物过量效应有重要价值。

23.4.2　治疗

应让患者住院治疗，并应采用重症监护，包括连续心脏监测、定期血压测量、神经系统状况和尿量评估。血压自身调节改变和积极的降压治疗可以导致器官灌注不足，因此，当前治疗主要采用可静脉滴注的药物，以便既能迅速起效，又能逐步降低血压而避免血压过度下降和缺血性器官损伤。

最初治疗目标为 24 ～ 48 小时内使血压下降约 25%（或收缩压降至 100 ～ 110 mmHg）。建议使用动脉内导管连续监测血压，采用药物滴注的方法进行治疗。治疗过程中，钠和血容量丢失可能会比较严重，建议考虑应用等张氯化钠溶液进行扩容。

药理学方法

由于恶性高血压发病率较低，目前尚没有不同种类药物治疗效果的对比研究。选择药物的标准主要基于起效快、易于使用以及适用于患者本身的特殊情况（如妊娠期高血压）。

尽管恶性高血压需要紧急治疗，但应强调的是，这不表明一定要用静脉注射的方法进行治疗。可以首先给予口服长效降压药物钙通道阻滞剂（氨氯地平或缓释型硝苯地平）或利尿药（苄氟噻嗪）。2 ～ 3 天后单独或联合应用钙通道阻滞剂、血管紧张素转化酶抑制剂（ACEI）、β 受体阻滞剂或扩血管药物进行进一步降压治疗。在极少数需要静脉注射进行治疗的情况下，最常用的药物是硝普钠；也可应用拉贝洛尔，其特点是易于从静脉注射过渡到口服剂量。肼苯哒嗪主要用于妊娠期高血压，而酚妥拉明主要用于嗜铬细胞瘤危象。氯维地平是最新的第三代二氢吡啶类钙通道阻滞剂，具有独特的药效动力学和药代动力学特性，可用于高血压急症治疗。

当利尿药不足以纠正体液潴留时，可进行短期的透析治疗。

23.5 长期管理

在充分控制血压、合理评估继发性高血压的病因并给予控制高血压和预防恶性高血压再次发作的相关建议后，可以允许患者出院。

出院后，必须对患者进行适当随访，密切监测患者的血压，并由全科医生或专科护士对患者进行静脉滴注治疗，由医院的专科医生进行复诊。鼓励患者在家中使用规范的血压计进行自我血压监测，以有效排除白大衣高血压。

当前的治疗措施使严重并发症的发生率呈下降趋势。尽管肾功衰竭也是重要的影响因素，但导致患者死亡的最主要原因仍是心脏疾病。

主要参考文献

Elliot WJ (2004). Clinical features and management of selected hypertensive emergencies. *Journal of Clinical Hypertension* (Greenwich); 6: 587–92.

Lip GY, Beevers M, Beevers G (1994). The failure of malignant hypertension to decline: a survey of 24 years' experience in a multiracial population in England. *Journal of Hypertension;* 12: 1297–305.

Mancia G, Fagard R, Narkiewicz K, *et al.* (2013) ESH/ESC guidelines for the management of arterial hypertension: the Task Force for the Management of Arterial Hypertension of the European Society of Hypertension (ESH) and of the European Society of Cardiology (ESC). *European Heart Journal;* 34: 2159–219.

Marik PE, Rivera R (2011); Hypertensive emergencies: An update. *Current Opinion in Critical Care;* 17:569–80

Nadar S, Beevers DG, Lip GY (2005). Echocardiographic changes in patients with malignant phase hypertension: the West Birmingham Malignant Hypertension Register. *Journal of Human Hypertension;* 19: 69–75.

Sarafidis PA, Georgianos P, Malindretos P, (2012) Pharmacological management of hypertensive emergencies and urgencies: focus on newer agents. *Expert opinion on Investigational Drugs;* 18:1089–106

van den Born BJ, Koopmans RP, Groeneveld JO, *et al.* (2006). Ethnic disparities in the incidence, presentation and complications of malignant hypertension. *Journal of Hypertension;* 24: 2299–304.

Zampaglione B, Pascale C, Marchisio M, *et al.* (1996). Hypertensive urgencies and emergencies. Prevalence and clinical presentation. *Hypertension;* 27: 144–47.

第 24 章

老年高血压患者的治疗

原著　Mohammad Khan 和 Pravin Jha
翻译　齐晓娟

要点

- 高血压，特别是单纯收缩期高血压，常见于老年人。
- 临床检查虽然很重要，但需要全面考虑，避免过度诊断。
- 建议动态监测血压来诊断高血压。
- 高血压是致死性和非致死性脑卒中、大部分冠状动脉事件、慢性心力衰竭、视网膜病变、肾疾病的主要危险因素。
- 继发性高血压在中老年人中不常见，但在治疗中可能会发现肾血管性疾病。
- 降压治疗的意义在于适度降低血压，这可以降低主要危险因素水平。
- 所有患者都适用非药物疗法。
- 由于不良反应、复方用药以及直立性低血压发生率的增加，老年高血压的治疗颇具挑战性。

24.1　引言

在群体中，血压值是连续变量并符合高斯分布规律，因此，无法定义一个“正常血压”值。但是，血压值升高可增加心血管疾病风险，治疗的目的是降低血压值进而降低罹患心血管疾病的风险。

在老年人中，高血压是常见病。据估计，按照当前英国和美国的指南，以血压高于 140 mmHg/90 mmHg 为标准，60 岁以上的英国人中，70% 以上患有高血压。即使按照 160 mmHg/95 mmHg 这一更保守的诊断标准，估计这个年龄组中仍有超过 50% 的人患有高血压。其中多数患者为单纯收缩期高血压。

24.2 背景 / 病理生理学

动脉粥样硬化和外周动脉血管钙化会导致动脉顺应性降低及收缩压升高。舒张压在 80 岁后趋于下降，导致脉压增大以及单纯收缩期高血压，这两者被认为是独立的心血管疾病危险因素。在 70 岁以后，舒张期高血压患者不足 10%。脉压随年龄增长而增加，已成为老年冠心病患者的一个重要危险因素。研究表明，对于老年人，脉压是比收缩压、舒张压或平均动脉血压更重要的危险因素。自主神经系统老化会导致调节功能下降，因而在姿势变化时心血管系统的反应性下降。因此，患者在站立时收缩压立即下降，而在保持某一姿势或仰卧位时恢复得较慢。由于严重的症状性体位性低血压，降压药物在该年龄组患者中的使用受到限制。

24.3 高血压的检测

高血压通常是无症状的。头痛可能是其症状，但临床研究还未证实这一点。因通常无症状，高血压被称为“沉默的杀手”。血压在日常活动和各种其他自然生活事件中会出现波动，老年人的血压波动远大于年轻人。

假性高血压是指收缩压假性升高，在老年人中的发病率差异很大，在 1.7% 和 70% 之间不等。由于这种极大的变化，实际发病率尚不清楚。白大衣高血压在老年人中也较为常见。因此，大多数指南建议用动态血压监测（ambulatory blood pressure monitoring，ABPM）来确诊高血压。如果患者无法耐受 ABPM，那么比较合适的选择是家庭血压监测（home blood pressure monitoring，HBPM）。重要的是，使用 ABPM 要确保每小时至少测量 2 次，通常是在清醒的时候测量，而且至少需要测量 14 次并计算其平均值。如果要将家庭血压测量值用于高血压的诊断，要确保坐位时测量，2 次连续的测量中至少要有 1 分钟的间隔。每天应记录 2 次血压值，至少连续测量 4 天。理想情况下，2 次测量时间应分别在清晨和傍晚，连续测量 7 天。

24.4 老年高血压患者治疗的益处

老年人收缩压或舒张压越高，其发病率和死亡率就越高。在＜ 80 岁老年人群中，治疗单纯收缩期高血压的益处已被确认。老年人群收缩期高血压研究（Systolic Hypertension in the Elderly Program，SHEP）、中国收缩期高血压研究（Systolic Hypertension Study in China，SYST-CHINA）以及欧洲收缩期高血压研究（Systolic Hypertension Study in Europe，SYST-EUR）均证明，降低老年单纯收缩期高血压患者的血压可预防脑卒中（相对风险降低 30% ～ 38%）及肾衰竭。在所有类型的晚年认知功能障碍和延缓疾病进展的治疗中，老年单纯收缩期高血压都是一个公认的危险因素。在所有年龄段，降压治疗降低相对风险的程度相同，但由于老年患者并发症的绝对风险较高，老年人获益更多。

在过去，降压治疗对于＞ 80 岁的老年患者的益处还不清楚。曾有一个关于干预试验的 meta 分析显示，对入选的 ＞ 80 岁的老年患者给予积极的治疗，结果显示，虽然致死性和非致死性脑卒中和心血管事件显著减少，但死亡率并没有明显下降，这个 meta 分析结果指导了多年的临床治疗。然而，近年来，高龄老人降压试验（Hypertension in the Very Elderly Trial，HYVET）对近 4 000 名来自 11 个国家的＞ 80 岁的患者给予以利尿药（吲达帕胺）为主的降压治疗，必要时合用血管紧张素转化酶抑制剂（ACEI）培哚普利，并与安慰剂进行了比较，以此观察降压治疗的风险和益处。这项研究还包括一些重要的子项目，包括评估认知功能和动脉顺应性。HYVET 研究结果表明，积极治疗使致死性或非致死性脑卒中发病率降低了 30%（95%CI 为－ 1 ～ 51，$P = 0.06$），脑卒中死亡率降低了 39%（95%CI 为 1 ～ 62，$P = 0.05$），心血管死亡率降低了 23%（95%CI 为－ 1 ～ 40，$P = 0.06$），心力衰竭发病率降低了 64%（95%CI 为 42 ～ 78，$P < 0.01$）。因此，高龄老年人（≥ 80 岁）在降压治疗中显著获益。HYVET 的研究结果为对≥ 80 岁老年患者进行药物降压可获得确定的心血管益处提供了明确的证据。

24.5 老年高血压患者的评估

恶性高血压在老年人中罕见，但双侧出血、棉絮斑的存在提示恶性高血压的存在。老年人恶性高血压的预后差，如无适当治疗，其 1 年生存率＜ 1%；但经过有效治疗，其生存率可达 80%。收缩压＞ 180 mmHg 及舒张压＞ 110 mmHg 时，需要紧急入院检查和治疗。当患者脑血流量自身调节功能受损时，避免血压的突然降低非常重要。

因为大多数原发病较早被发现和处理，老年人继发性高血压的患病率很低。然而，老年人肾血管性疾病的患病率高于年轻人，可达 5%。其临床线索包括腹部血管杂音、周围血管疾病，以及应用 ACEI 或血管紧张素受体阻滞剂后肾功能恶化。其他疾病，如原发性醛固酮增多症、嗜铬细胞瘤或库欣综合征，有时可能会被诊断为高血压，均为可治疗的疾病，也是可导致继发性高血压的原因。

24.6　老年高血压患者的管理

临床和流行病学研究（如 Framingham 心脏研究）表明，在老年患者中，与舒张压相比，收缩压水平是更合适的分类和风险分级标准。对于风险分级来说，这个年龄组的脉压略优于收缩压。

英国国家卫生与保健优化研究所（NICE）建议，年龄＜ 80 岁者的目标血压应＜ 140 mmHg/90 mmHg，年龄≥ 80 岁者的目标血压值应＜ 150 mmHg/90 mmHg。欧洲高血压学会（ESH）和欧洲心脏病学会（ESC）指南推荐，80 ～ 89 岁患者的初始收缩压＞ 160 mmHg 时应当降低收缩压，降至 150 mmHg 和 140 mmHg 之间，并且保持身体及精神状态良好。年龄＜ 80 岁的健康老年人的治疗方式应与年轻的高血压患者相同，即如果收缩压＞ 140 mmHg、治疗的耐受性良好，应考虑降压治疗，其目标收缩压应降至＜ 140 mmHg。衰弱在老年人中很常见，ESH 和 ESC 指南指出：医生应首先对身体衰弱的老年人进行评估。如果高血压患者的年龄＞ 80 岁且有较好的耐受性，建议继续降压治疗。ESH 和 ESC 也认为，所有高血压药物都可用于老年高血压患者的治疗，但利尿药和钙离子拮抗剂主要用于单纯收缩期高血压患者的治疗。虽然老年人的治疗必须个体化，但如果血压超过目标血压值 20 mmHg/10 mmHg 以上，也可在初始治疗时即应用两种降压药物。

必须注意，即使没有达到目标血压，但血压下降了

5 ～ 6 mmHg 也是有意义的，因为如此可以大幅度降低心血管疾病的风险。同样，虽然没有确凿的临床试验数据表明老年人 1 期高血压的治疗与降低心血管疾病风险相关，JNC-7 建议进行高血压治疗与否不应该仅凭年龄而定。同时，对于患者和医生来说，高血压治疗作为降低总体心血管疾病危险因素的一部分，仅使血压水平降至目标水平就是有价值的。达到目标血压水平是令人满意的，如果没有达到，应注意检查未能达到的原因。我们应该降低多少血压？这是一个难题，一般来说，在没有不良反应的情况下，应尽可能降低，因为 J 形曲线似乎没有任何迹象表明使血压降至某一水平以下是有害的。

24.6.1 非药物措施 / 生活方式干预

改变生活方式对中老年人很重要，如减少食盐的摄入量至每一天不超过 5 g，增加体力活动，定期锻炼，增加蔬菜、水果和低脂奶制品的摄入，戒烟，控制体重。上述改善生活方式的措施对于老年患者和其他患者一样重要，必须认真指导老年高血压患者改善生活方式。由于总体健康状况及并发症的存在，并不是所有老年高血压患者都能够严格遵守改善生活方式的所有规定，但必须尝试对他们进行指导。

限盐是非常重要的。老年人群非药物干预试验（Trial of Non-pharmacologic Interventions in the Elderly，TONE）结果显示，老年人每日减少 2 g 钠摄入，30 个月以后血压可降低 3 mmHg/2 mmHg。然而，这种降低与心血管事件的减少无关。近一半实行低盐饮食的患者可停用抗高血压药物，在限盐的同时降低体重可以进一步降低血压。

24.6.2 药物治疗

除了上述非药物疗法外，在整体管理措施中，药物治疗对于达到推荐的血压标准很重要。在老年人群中，抗高血压药物的使用与在其他人群相似。对于老年患者，药物的不良反应主要表现为显著增加发病率和缩短寿命，这都不是患者和医生所期望的，应予以足够的重视，而不是盲目地去追求降压目标。长期来看，医生和患者之间达成一致有助于提高患者的依从性。药物滴注治疗的目的应该是“缓慢开始，缓慢进行”。对老年患者的治疗常采取联合用药，其时应积极监测药物之间的相互作用。同样重要的是，对于经过慎重考虑认为必须用药的患者，应及时用药。伴发疾病的治疗决定了治疗药物的选择。单独使用一种药物通常不能达到目标血压水平，多数患者应使用至少两种药物，药物的联合使用是有益的，因为可减少用药量。最后，治疗应关注于延长多少年寿命而不是生命中余下的几年。医疗实践中首先考虑医学伦理学问题是有益无害的。不同群体的治疗在相应的章节中讨论。

24.7　老年人的特殊问题

在老年高血压患者的治疗过程中，耐受性是主要问题，因为他们更容易出现药物的不良反应。治疗过程中应着重询问患者的不良反应而不应忽略这一问题，这一措施有助于发现问题并及时纠正，从而提高患者的依从性。

老年高血压患者可分为两类，一类是在年龄增长过程中一直患有高血压并适应了所用降压药物的患者，另一类是在年老后发现患有高血压的患者。第二类患者因为排斥生活方式改变和每日服用药物，难以管理。经过坚持不懈的努力和耐心引导，这类患者多数能够依从治疗。临床护士在这项工作中的作用是非常重要的，上述两类患者均需认真监测。鼓励有经验的高血压患者为新近诊断为高血压的患者提供实用建议的做法有助于使患者更积极地改善终生生活方式。

依从性往往是老年高血压患者的主要问题。对于血压控制困难的患者，必须充分考虑这一因素。依从性差的原因可能是医嘱中要求服用的药物过多，也可能是认知能力问题或身体的原因。框 24.1 列出了一些治疗失败的常见原因。

框 24.1 治疗效果不佳的可能原因

- 药物剂量低
- 治疗无效
- 对治疗方案的依从性差
- 生活方式问题：肥胖、吸烟、饮酒过量以及胰岛素抵抗
- 使用的袖带不够大
- 同时使用了升高血压的药物，如非甾体抗炎药、类固醇
- 血容量超负荷，如高钠摄入、肾功能损害
- 未被发现的继发原因，如肾疾病、内分泌疾病

体位性低血压在老年人中常见，可导致摔倒或晕厥。建议在卧位和站立位时，特别是当患者主诉头晕时，分别测量血压，治疗过程中尽量减少用药剂量，并且使用渐进式压力丝袜，防止血液过多滞留在外周组织。这一治疗过程较难管理。

最后，由于患有糖尿病和高脂血症会使老年高血压患者的心血管事件的发病风险增加，必须予以治疗。

24.8 结论

老年高血压患者的管理，不能只考虑年龄因素，还需要考虑身体虚弱等因素。治疗措施的制定应以全面的临床判断为基础。老年高血压的降压治疗是获益最大的。

主要参考文献

Beckett NS, Peters R, Fletcher AE, *et al*. (2008). Treatment of hypertension in patients 80 years of age or older. *New England Journal of Medicine;* 358 (18): 1887–98.

Forette F, Seux ML, Starssen JA, *et al*. (1998). Prevention of dementia in randomized double-blind placebo-controlled systolic hypertension in Europe (Syst-Eur) trial. *Lancet;* 352: 1347–51.

Gueyffier F, Bulpitt C, Boissel JP, *et al*. (1999), Antihypertensive drugs in very old people: a subgroup Meta-analysis of randomized controlled trials. *Lancet*; 353: 793–96.

O'Brien E, Petrie JC, Littler WA, *et al*. (1997). *Blood pressure measurement. Recommendation for the British Hypertension Society*. London: BMJ Publishing.

Rockwood K, Freter S (2001). Office management of elderly hypertensive patients. *Canadian Family Physician;* 47: 2520–5.

Thijs L, Fagard R, Lijneen P, *et al*. (1992). A meta-analysis of outcome trials in elderly hypertensive. *Journal of Hypertension*; 10: 1103–9.

NICE (2011). Hypertension—Clinical Management of Primary Hypertension in adults. August 2011 NICE Guideline.

ACCF/AHA (2011). Expert Consensus Document on Hypertension in the Elderly: A Report of the American College of Cardiology Foundation Task Force on Clinical Expert Consensus Documents. *Circulation*; 2011; 123:2434–506.

The Task Force for the management of arterial hypertension of the European Society of Hypertension (ESH) and of the European Society of Cardiology (ESC) (2013). 2013 ESH/ESC Guidelines for the management of arterial hypertension. *European Heart Journal;* 34, 2159–219.

第 25 章

难治性高血压

原著　Sunil Nadar
翻译　齐晓娟

要点

- 高达 40% 的高血压人群可能患有难治性高血压。
- 只有在合理应用三种抗高血压药物之后，包括最大剂量的利尿药，血压仍控制不佳的患者才可诊断为难治性高血压。
- 依从性差、改善生活方式失败、治疗不当、白大衣高血压和继发性高血压都是常见的病因。
- 可以考虑加用其他利尿药、血管舒张剂、α 受体阻滞剂和中枢降压药。
- 可考虑转诊到专科高血压门诊进行进一步检查和（或）治疗。

25.1　定义

虽然存在各种各样的定义，但大多数权威机构认为，在使用至少三种抗高血压药物（包括最大剂量利尿药）后仍不能充分控制的高血压称为难治性高血压。难治性高血压的诊断不仅包括已进行降压治疗的患者，也包括最近才诊断为高血压的患者。难治性高血压有时称为“顽固性”或“难以治疗”的高血压。值得注意的是，难以控制的高血压不是难治性高血压的同义词，因为导致每个患者血压难以控制的原因有很多。

25.2 患病率

难治性高血压的临床试验和流行病学调查数据有很大差异。据报道，在专科诊所和高血压试验中，合理应用三联药物治疗但血压仍未能得到充分控制的患者可高达高血压人群的 40%。难治性高血压的患病率正在上升，这种情况可通过加强医疗保健、提高医生及患者对良好控制血压重要性的认识而改善。难治性高血压在 60 岁以上的人群中更为常见，尤其是在经济贫困及有特定种族背景的人群中。

25.3 病因学

在多数情况下，难治性高血压显然是由于依从性差、未充分治疗、继发性高血压或白大衣高血压导致的。因此，通过病史、体格检查和其他相关检查获知这些因素非常重要。发现难治性高血压应转诊至专科高血压医疗机构进行治疗。

25.4 重点检查

难治性高血压的诊断依赖于对血压的准确评估。患者应在静坐 5 分钟后进行测量，还应询问患者在过去 30 分钟内是否曾吸烟，因为吸烟会导致血压的短暂升高；同样，血压测量前患者也不应饮咖啡，尽管这种兴奋剂对血压的影响不太显著；测量时，患者的上臂应与心脏处于同一水平，并使用大小适当的袖带；临床医生应该确保血压计经过适当的校准，并且处在良好的工作状态，保证橡胶管无泄漏现象。

越来越多的自动化设备已逐渐取代汞柱式血压计。这些设备与含汞的同类设备相比，具有明显的优点：可避免汞的危害，是稳定的且易于使用，即使由不熟练的操作人员操作也具有良好的重复性。然而，需要注意的是，虽然这些设备相对简单，但不可忽视良好的血压测量技术的重要性。我们还必须认识到，并非所有的设备都适用于房颤或妊娠患者。

家庭血压监测及动态血压监测的使用可以协助白大衣高血压的诊断，这些检查方法可用于诊断难治性高血压，尤其是在诊室内连续测量血压而血压值逐渐下降时。多数白大衣高血压患者在基础状态下血压也会升高，这点非常重要，因此，一旦确诊，就不可以停止服用降压药物。

还应进行其他检查，确保导致继发性高血压的疾病不会漏诊（表 25.1）。这些检查并不是对所有高血压患者都有必要，特别是当有明确的原发性高血压家族史时。但每个因素都应该考虑到，因为多数引起继发性高血压的疾病都是可以治疗的。

表 25.1 继发性高血压的原因

临床表现	疾病	检查
打鼾，肥胖，白天嗜睡	阻塞性睡眠呼吸暂停	睡眠观察
高钠血症，低钾血症	原发性醛固酮增多症	血浆醛固酮与血浆肾素活性的比值，肾上腺静脉采样，肾上腺的 CT 扫描
肾功能不全，动脉粥样硬化性心血管疾病，水肿，蛋白尿	肾实质疾病	肌酐清除率，24 小时尿蛋白质收集、肾超声检查
ACE 抑制剂或 ARB 所致的肾功能下降，本来控制良好的血压升高，广泛的血管疾病，腹部血管杂音	肾动脉疾病	磁共振血管造影术，肾动脉造影

表 25.1 继发性高血压的原因（续）

临床表现	疾病	检查
体重增加，疲劳，近端肌肉无力，闭经，满月脸，水牛背，皮纹，肥胖，低血钾，骨质疏松症	库欣病	地塞米松抑制试验
心悸，头痛，出汗	嗜铬细胞瘤	尿儿茶酚胺排泄增加，CT 或 MRI
疲劳，体重减轻，头发脱落，舒张期高血压，肌肉无力	甲状腺功能减退症	甲状腺功能试验
体重减轻，心悸，震颤，心动过速，收缩期高血压，突眼	甲状腺功能亢进症	甲状腺功能试验
肾结石，骨质疏松，嗜睡，肌肉无力	甲状旁腺功能亢进症	血清钙，甲状旁腺激素
头痛，视觉障碍，手、脚、舌肿大	肢端肥大症	生长激素
主动脉缩窄	肱动脉或股动脉延迟，收缩期杂音	胸部 X 线、超声心动图、MRI 或主动脉 CT

ACE：血管紧张素转化酶（angiotensin-converting enzyme）；ARB：血管紧张素受体阻滞剂（angiotensin receptor blocker）；MRI：磁共振成像（magnetic resonance imaging）；CT：计算机断层扫描（computed tomography）

25.5 管理

评估难治性高血压的最佳治疗策略的数据有限，大多数策略是建立在高血压专科门诊治疗的病例的数据基础之上的。因此，本文的建议仅作为指导性意见。对于所有患者来说，坚持药物治疗、改善生活方式及治疗继发性高血压的病因都是比增加药物更应优先考虑的措施。

25.5.1 改变生活方式

鼓励患者尽可能调整生活方式。限制盐的摄入量（英国目前每日的推荐量是 6 g/d）可使血压下降约 8 mmHg。减少酒精的摄入及规律的体育锻炼也具有相似的降血压的作用。

25.5.2 依从性

血压控制不佳的一个主要原因是药物治疗依从性差。依从性差常常很难判断，因为绝大多数患者都声称自己按时服用了所有的药物。然而，一些细微的生理特征的存在有助于判断，例如，应用 β 受体阻滞剂或限速钙通道阻滞剂之后仍有心动过速。可能还存在错过了诊所的预约或明显忘记服用药物等情况。药物不良反应也可能导致治疗的依从性差，这一点也需要考虑。

专科执业护士的参与可能会使依从性提高，因为他（她）们有更多的时间观察患者出现的不良反应并向患者强调控制血压的重要性。使用药房提供的多窄依从性辅助药盒也有助于提醒患者及时服用药物。复方药物（如血管紧张素转化酶抑制剂与噻嗪类利尿药的复方制剂）也可以提高依从性和降低药物整体成本。

25.5.3 药物

（1）利尿药

即使使用了噻嗪类或袢利尿剂，难治性高血压患者仍经常出现体液过载的情况。针对这一问题，最重要的策略之一是通过加强利尿药的治疗，优化体液容量状态。这一方法对超过 60% 的患者有效。绝大多数患者适宜的利尿药是噻嗪类利尿药；而伴有心力衰竭或肾小球滤过率下降的患者，袢利尿剂更为适合。短效袢利尿剂（如呋塞米、布美他尼）应分次给药以使药效最大化，并使肾素-血管紧张素-醛固酮系统活动所致的反应性钠潴留降到最低。当然，使用高剂量或联合利尿药治疗时，需要密切观察肾功能和血清电解质的情况。

（2）醛固酮受体阻滞剂

原发性醛固酮增多症已逐渐被认为是引起难治性高血压的第二大病因。而且尽管难治性高血压的患者血浆肾素活性低、钠摄入量低，他（她）们的循环血中醛固酮水平通常升高。在这种情况下，醛固酮受体阻滞剂的使用（如螺内酯 25 ～ 50 mg）已被证明可使血压明显下降。此外，螺内酯与噻嗪类、袢利尿剂的联合应用在改善低血钾及在调节肾素-血管紧张素系统的活动中具有协同作用。当然，必须密切监测血清电解质，当出现脱水或高钾血症时，必须立即停止应用。

（3）α 受体阻滞剂和 β 受体阻滞剂

由于只有中等程度的降压效果，且有诱发 2 型糖尿病的可能性，α 受体阻滞剂和 β 受体阻滞剂不再被推荐作为一线降压药。但 β 受体阻滞剂仍然是治疗难治性高血压的重要药物，可作为其他治疗方法（如血管扩张剂和 α 受体阻滞剂）的补充，被认为是伴有缺血性心脏病或心律失常的高血压患者的常规用药。

同样，对于某些难治性高血压患者，α 受体阻滞剂是通过促进外周血管平滑肌松弛和随之而来的血管舒张发挥作用的。如有可能，在不排除 β 受体活动的情况下（除非同处方中有 β 受体阻滞剂），应尽量应用长效型 α 受体阻滞剂，尽量减少由于未控制的 β 受体活动所致的反射性心动过速。由于有膀胱控制不良而导致尿失禁的可能，α 受体阻滞剂在女性患者中的应用应予以注意。

对于嗜铬细胞瘤，α 受体阻滞剂是优于外科腺瘤切除术的重要治疗药物。一旦应用了 α 受体阻滞剂，应谨慎应用 β 受体阻滞剂以控制反射性心动过速。

（4）血管扩张剂

血管扩张剂肼苯哒嗪和米诺地尔在部分难治性高血压患者的治疗中可以达到非常好的效果。然而，由于可引起面部潮红、水钠潴留及反射性心动过速等不良反应，患者往往耐受性不佳。因此，通常联合使用控制心率的药物（如 β 受体阻滞剂）和利尿药。此外，米诺地尔可引起特异性心包积液，而肼屈嗪可引起特发性系统性红斑狼疮。因此，通常这些药物要在专家指导下使用。

（5）中枢作用药物

一些具有中枢作用的抗高血压药物可用于治疗难治性高血压，其中最常用的包括甲基多巴、莫索尼定、可乐定。然而，这些药物的不良反应比较常见，而且必须大剂量使用且只能起到中等程度的降低血压作用。

（6）肾素抑制剂

目前在这种新型药物中，只有一种药物即阿利吉仑获得了许可，该药可直接抑制肾素的活性。在临床试验中，阿利吉仑已经过测试，可单独或与其他药物（包括缬沙坦和氢氯噻嗪）联合应用。在每一项研究中，在不良反应发生率令人满意的情况下，阿利吉仑可使血压进一步下降。因此，在难治性高血压的治疗中应用阿利吉仑是合理的，但应用该药的临床经验有限。

（7）特殊干预措施

对于原发性醛固酮增多症、嗜铬细胞瘤和库欣病，应考虑手术治疗。具体治疗措施应以影像学检查和专家复诊为依据。手术切除肿瘤可能不能彻底根治高血压，患者往往仍需要服用一种或多种降压药物。

对于肾动脉狭窄，血管成形术和支架置入术被认为是可以改善血压和肾功能的治疗方法。然而，病例分析结果并不令人满意，因为只有约 50% 的患者的血压得到轻度改善，肾功能的改善和恶化率更不理想。然而，目前进行的研究主要是从结构学的角度去评估这种方法的潜在治疗效果的。

对于阻塞性睡眠呼吸暂停，患者可通过适合的鼻罩进行持续气道正压通气（continuous positive airways pressure，CPAP）。输入气体的压力可在患者呼吸道肌肉组织自身张力下降时维持其上呼吸道的扩张状态，防止气道塌陷。CPAP 治疗已被证明可减少打鼾和窒息的发生，并可改善睡眠，减少白天嗜睡以及更好控制血压。不幸的是，CPAP 往往因成本高和患者的耐受性较差而使依从性较低。

25.6 肾动脉去交感神经消融术

基于导管的肾动脉去交感神经消融术是一种新的治疗难治性高血压的有效方法。在应用 Symplicity 电极经导管进行肾动脉去交感神经消融术治疗难治性高血压试验 -1 中，3 年随访数据包括 88 例患者 36 个月的随访结果。数据显示，在 36 个月内患者的收缩压约下降 32 mmHg，舒张压约下降 14 mmHg。69% 的患者在 1 个月内，81% 的患者在 6 个月内，85% 的患者在 12 个月，83% 的患者在 24 个月，以及 93% 的患者在 36 个月内，其收缩压都有 10 mmHg 或以上的下降。本研究为难治性高血压患者的治疗提供了一个值得关注的途径。更详细的讨论见第 18 章。

25.7 总结

难治性高血压比较常见。鉴于血压对心血管健康的重要影响，难治性高血压需要及时发现和治疗。特别重要的是，要认识到，难治性高血压通常是由于治疗依从性差导致，但也可能是由继发性高血压导致，因此，对于此类病例，应立即进行相关检查。

主要参考文献

Amar J (2007). Patients with resistant hypertension. *Journal of Hypertension Supplement*; 25(Suppl 1): S3–6.

Calhoun DA., Jones D, Texter S, *et al*. (2008) Resistant Hypertension: Diagnosis, Evaluation, and Treatment: A Scientific Statement from the American Heart Association Professional Education Committee of the Council for High Blood Pressure Research. *Circulation*; 117:e510–e526

de la Sierra A, Segura J, Banegas JR, *et al*. (2011). Clinical features of 8295 patients with resistant hypertension classified on the basis of ambulatory blood pressure monitoring. *Hypertension*; 57(5):898.

Hirsch S (2007). A different approach to resistant hypertension. *Cleveland Clinic Journal of Medicine*; 74(6): 449–56.

Krum H, Schlaich MP, Böhm M, *et al*.. (2013). Percutaneous renal denervation in patients with treatment-resistant hypertension: final 3-year report of the Symplicity HTN-1 study. *Lancet*; Nov 6. pii:S0140-6736(13)62192–3.

Moser M, Setaro JF (2006). Clinical practice. Resistant or difficult-to-control hypertension. *New England Journal of Medicine*; 355: 385–92.

O'Rorke JE, Richardson WS (2001). Evidence based management of hypertension: what to do when blood pressure is difficult to control. *British Medical Journal*; 322: 1229–32.

第 26 章

糖尿病性高血压

原著 Vasudevan A Raghavan 和 Sunil Nadar
翻译 齐晓娟

要点

- 糖尿病患者常伴发高血压，并有大血管和微血管并发症。
- 体液量增多、高胰岛素血症、肾素-血管紧张素系统以及动脉管壁硬化在糖尿病性高血压患者并发症的发病机制中发挥了作用。
- 糖尿病性高血压患者的管理包括降低心血管疾病风险和减少靶器官损害，目标血压值应低于非糖尿病性高血压患者的目标血压值。
- 血管紧张素转化酶抑制剂或血管紧张素受体阻滞剂均为一线治疗药物，无论是作为单药还是与其他药物联合使用，均有助于降低血压和预防肾的并发症。

26.1 引言

目前糖尿病在全球范围内流行。据估计，到 2025 年底，世界范围内将有 3 亿人患有糖尿病，其中 97% 为与内脏肥胖及胰岛素抵抗相关的 2 型糖尿病。这些患者可发生多种微血管并发症（视网膜病变、肾病、神经病变）和大血管并发症，而后者与超过 70% 的糖尿病相关死亡率有关。高血压常与糖尿病共存，形成糖尿病患者并发心血管疾病的重要因素。因此，对于每位同时患有糖尿病和高血压的患者，早期识别和积极管理高血压非常重要。

26.2 糖尿病与高血压的流行病学

高血压患者更易罹患糖尿病，高血压患者 5 年内罹患糖尿病的可能性增加 2.5 倍。在许多欧洲国家，糖尿病患者的高血压患病率接近 80%，绝大多数此类患者的血压≥ 140 mmHg/90 mmHg。在 1 型糖尿病患者中，高血压的发病率也很高，1 型糖尿病患者 10 年时的高血压发病率为 5%，20 年时上升至 33%，40 年时可高达 70%。糖尿病患者的血压夜间不出现正常下降常常提示心血管疾病的存在，如左心室肥厚以及微量白蛋白尿。高血压和糖尿病共存的患者易患各类心血管疾病（冠状动脉疾病、外周动脉疾病、脑卒中）、肾疾病和糖尿病视网膜病变。许多临床试验表明，在糖尿病患者中，血压与心血管事件 / 心血管死亡率密切相关，类似于血压与肾病的发生和进展以及与视网膜病变和失明的相关性。高血压可加剧心肌病和肾衰竭，进而可使糖尿病的总死亡率增加 4 ～ 5 倍；同时高血压也是糖尿病患者发生心力衰竭的常见重要因素。从患者的死亡证明可以发现，44% 的糖尿病患者的死亡与高血压有关，10% 的高血压患者的死亡与糖尿病相关。据估计，35% ～ 75% 的糖尿病并发症可能归因于合并高血压（图 26.1）。

1 型糖尿病患者的肾疾病也与高血压关系密切（框 26.1）。血压从正常范围内开始出现升高通常是在微量白蛋白尿出现以后 3 年左右。最终，有微量蛋白尿的患者其高血

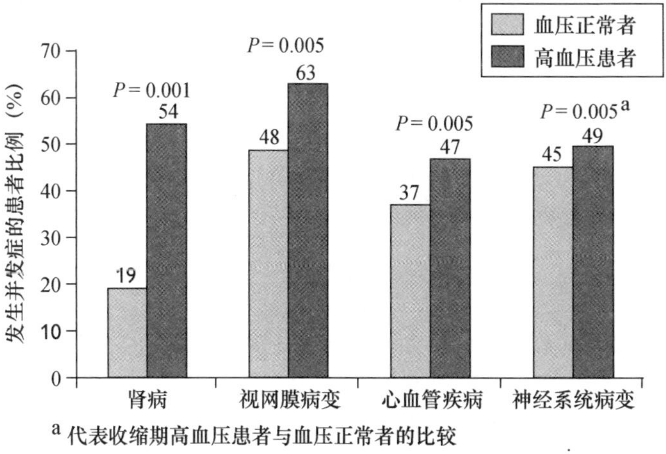

图 26.1　主要来自于合并高血压的糖尿病并发症

Adapted from: Mehler PS, et al. (1997). *American Journal of Hypertension*, 10: 152-61.

压发病率为 15% ～ 25%，而有明显糖尿病肾病的患者其高血压发病率为 75% ～ 85%。英国前瞻性糖尿病研究（United Kingdom Prospective Diabetes Study，UKPDS）发现，约有 40% 的糖尿病患者同时患有高血压，而患有糖尿病肾病的患者的高血压患病率增加至 80% ～ 90%（尿白蛋白排泄量 > 300 mg/d）。在糖尿病患者的高血压研究中，在 3 500 名新诊断为糖尿病的患者中，有 39% 的患者在招募时就已经患有高血压，约 50% 的患者血压升高发生在出现微量蛋白尿发生之前。高血压与肥胖密切相关，并且增加心血管疾病相关的并发症。黑人的高血压风险最高，糖尿病肾病及其导致的终末期肾疾病（end-stage renal disease，ESRD）的风险更高。框 26.1 概述了 1 型和 2 型糖尿病患者的蛋白尿、高血压和肾衰竭患病率的主要差异。

框 26.1 1 型和 2 型糖尿病患者之间蛋白尿和肾疾病的形成过程差异

1 型

- 高血压的诊断并不先于持续性蛋白尿的出现
- 至少半数患者出现糖尿病肾病时伴有高血压
- 发生终末期肾衰竭时几乎总是存在高血压
- 微量蛋白尿通常预示进展性肾功能不全
- 糖尿病发病之初不能检测到持续性蛋白尿

2 型

- 20% ~ 30% 的病例其高血压的诊断先于持续性蛋白尿的出现
- 超过一半的患者糖尿病肾病发病时存在高血压
- 微量蛋白尿通常并不一定预示进展性肾功能不全
- 约 10% 的糖尿病患者发病时可检出持续性蛋白尿

1 型和 2 型的共同特点

- 终末期肾衰竭时总是伴有高血压
- 约 80% 的病例中，微量蛋白尿预示糖尿病肾病
- 微量蛋白尿可预测心血管疾病的死亡率
- 高血压加重糖尿病肾病
- 治疗高血压可延缓糖尿病肾病的进展

26.3 病理生理学

除了糖尿病肾病外，还有几种机制（表 26.1）与糖尿病患者发生高血压有关，以下简单讨论其重要性。

26.3.1 高胰岛素血症

胰岛素抵抗是糖尿病微血管和大血管并发症发生发展的重要决定因素。无论是由于 2 型糖尿病胰岛素抵抗还是由于应用胰岛素，高胰岛素血症均可使全身血压升高。虽然所有研究都没有涉及相关的内容，但胰岛素引起血压升高的原因可能包括同时存在的体重增加和高胰岛素血症对血管的内在影响。高胰岛素血症在非糖尿病者以及 2 型糖尿病患者的肥

表 26.1　血压变化规律的典型表现

因素	高血压糖尿病的典型表现
肾小球重吸收钠	通常增加
血浆肾素活性	正常低值或低于正常水平
血浆去甲肾上腺素	非氮质血症非酮症患者通常正常
血浆醛固酮	降低至正常低值
压力感受器的敏感性	通常下降
血管顺应性	通常下降
外周血管阻力	通常增加
血管升压反应	通常增加
肾功能损害的证据	通常存在于 1 型糖尿病
中心性肥胖	2 型患者通常增多
胰岛素抵抗	2 型患者通常增多
异常阳离子转运机制	1 型和 2 型糖尿病均常见

Adapted from: Epstein, M and Sowers, JR (1992). Diabetes mellitus and hypertension. Hypertension, 19 (5): 403-18.

胖与高血压的相关性中可能发挥作用，因为胰岛素可增加交感神经活性，促进肾的钠潴留。

26.3.2　体液增多

钠潴留和体液增多可能是通过胰岛素和高血糖诱导的滤过葡萄糖负荷（滤过过多）的增加所致。滤过的葡萄糖增多，可导致在近端小管葡萄糖与钠协同转运增强（即使只是中度的高血糖），钠的重吸收量平行上升。盐负荷所致的高血压效应可通过限盐逆转。积极减肥、降低高胰岛素水平加上降低胰岛素介导的盐负荷可使糖尿病性高血压得到更好的改善。

26.3.3　动脉硬化

糖尿病患者血管壁硬度增加，蛋白质糖基化增多，最终可导致动脉粥样硬化。糖耐量受损和显性糖尿病患者中出现的动脉弹性降低可导致收缩压升高和死亡风险升高。

26.3.4 肾素-血管紧张素系统的异常

糖尿病的血浆肾素活性常会发生改变。部分原因是患者相关因素，如年龄和饮食。在有糖尿病肾病和视网膜病变的患者中，血浆肾素活性通常较低。血浆肾素活性的抑制可能是由于体液增多和细胞内钙离子增加（调节血管的反应性）所致。神经因素对肾素的释放也起作用，试验证明，有自主神经系统病变的糖尿病患者的血浆肾素活性往往较低。总体来说，在没有微血管并发症的情况下，大多数糖尿病患者的血浆肾素活性正常。

如果糖尿病患者的血清血管紧张素转化酶水平升高，而且即使在血浆肾素活性很低的情况下也是如此，则表明微血管损伤或内皮功能障碍的存在。由于血管紧张素Ⅱ对系膜细胞的作用，其可能会影响糖尿病肾病的进展，且这一作用与高血压无关。有文献报道，无活性的肾素水平增加可能提示肾素激活障碍，这可能是糖尿病患者的血浆肾素活性改变的原因。

26.3.5 高血糖

慢性高血糖会引起糖尿病患者发生高血压。就像之前提到的，钠潴留及肾重吸收钠增加都是重要的因素。在动物实验中，链脲佐菌素可快速有效地诱导糖尿病，且与胰岛素水平无关。因此，轻中度高血糖可能导致钠潴留。慢性高血糖具有血管内皮细胞毒性，并可导致血管壁硬度增加，抑制内皮细胞介导的血管舒张，促进血管收缩，促进血管平滑肌细胞增生和血管重塑（图 26.2）。

通过升高血糖水平模拟糖尿病的高血糖状态也能提高纤

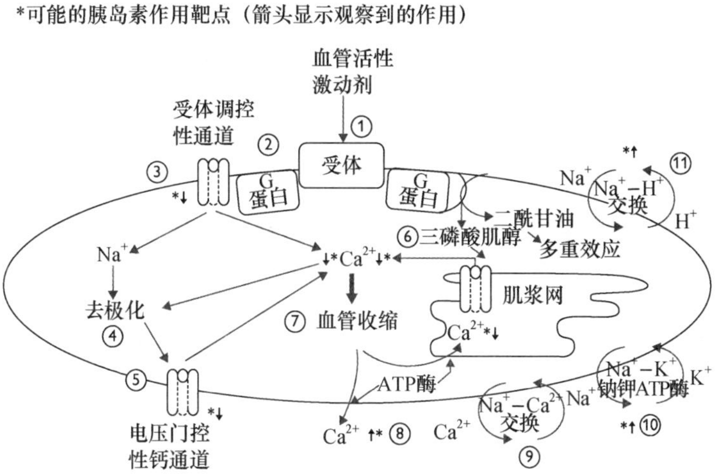

图 26.2 描述血管平滑肌细胞收缩调节机制和胰岛素作用靶点示意图

From Sowers JR; Epstein M; Froehlich ED. Diabetes, hypertension, and cardiovascular disease: an update. *Hypertension* 2001 Apr; 37 (4): 1053-9.

连蛋白和Ⅳ型胶原的表达；在肾内，这些物质可引起肾小球基底膜增厚和系膜细胞舒张。高血糖也促进非酶终末糖基化产物的形成，进而随着时间推移和血糖浓度的增加，血管壁中蛋白质比例升高。终末糖基化终产物水平的升高与血管并发症的发生率有很大关系。最近，发现了一种巨噬细胞膜受体，能与终末糖基化产物偶联蛋白受体配体相互作用诱导肿瘤坏死因子、白细胞介素 -1 和其他细胞因子的合成和分泌，进而刺激其他细胞蛋白质合成增加和增殖。白细胞介素 -1 可引起血管平滑肌细胞、系膜细胞和内皮细胞增殖，增加肾小球Ⅳ型胶原的合成。白细胞介素 -1 和其他细胞因子诱导原癌基因 c-myc 和 c-fos 的表达，并且在上述机制中，肿瘤坏死因子和胰岛素具有协同作用。因此，长期的高血糖会导致细胞外基质增多、血管平滑肌细胞增殖和血管重塑，最终可加强血管收缩、加速动脉粥样硬化及随之而来的微血管损害。上述过程中有一个不为关注的机制，高血糖引起的载脂蛋白不可逆性非酶糖基化可促进粥样斑块形成。受体介导的对糖基化终产物修饰脂蛋白的摄取过程可能受损，导致在血浆中滞留时间延长，巨噬细胞吞噬过程加强，并形成“泡沫细胞”。

26.4 糖尿病患者合并高血压的并发症

临床试验数据显示，血压与心血管疾病的发病率和死亡率、肾病的进展、视网膜病变的进展及失明的发展有密切关系。UKPDS 表明，收缩压平均降低 10 mmHg 可使每种糖尿病并发症发生风险降低 12%，糖尿病死亡风险降低 15%，心肌梗死发生风险降低 11%，大血管并发症发生风险降低 13%，并且在所有终点事件研究中未发现血压降至某一水平会导致风险增加。糖尿病患者的目标血压控制试验（Appropriate Blood Pressure Control in Diabetes Trial，ABCD）证实，显著控制血压可以预防或延缓糖尿病肾病、神经病变、视网膜病变及心血管事件进展。在 ABCD 患者入选登记时发现，糖尿病合并高血压的患者（舒张压＞ 90 mmHg）的肾病、视网膜病变、心血管疾病、神经病变的患病率明显高于舒张压在 80 ～ 90 mmHg 之间的糖尿病患者。

26.5 治疗原则

糖尿病合并高血压是一种多因素疾病。临床试验表明，最佳的血压控制可能需要多种药物。据估计，达到治疗目标所需降压药物的平均种类大约是 3.4 个（图 26.3）；两种或两种以上药物联合应用可能通过作用于糖尿病性高血压的不同病理生理途径而达到良好的治疗效果。同时，联合用药可形成协同治疗作用并最大限度地降低剂量依赖性不良反应。在高血压最佳治疗（hypertension optimal treatment，HOT）研究中，74% 的参与者需要两种或两种以上的降压药物才可使舒张压降低至 80 mmHg 或更低，而低剂量联合用药的心肌保护作用优于高剂量单药治疗。同样，在 UKPDS 中，在严格的血压控制组，为使血压降至 144 mmHg/82 mmHg 并使糖尿病并发症发生率及死亡率下降 29%，需要应用三种或更多种药物。

积极处理糖尿病患者所有心血管疾病的危险因素同样重要。多重危险因素干预试验（Multiple Risks Factor Interventional Trial，MRFIT）表明，每个年龄段、种族背景及危险因素水平的男性糖尿病患者的心血管疾病死亡的绝对风险都远高于非糖尿病者（图 26.4）。

26.5.1　非药物治疗

根据美国心脏病学会和美国糖尿病学会 2007 年的指南，非药物疗法可能特别适合所有收缩压在 130 ～ 139 mmHg 或舒张压在 80 ～ 89 mmHg 的糖尿病患者。

非药物治疗措施包括：减肥以获得正常体重，饮食限钠，

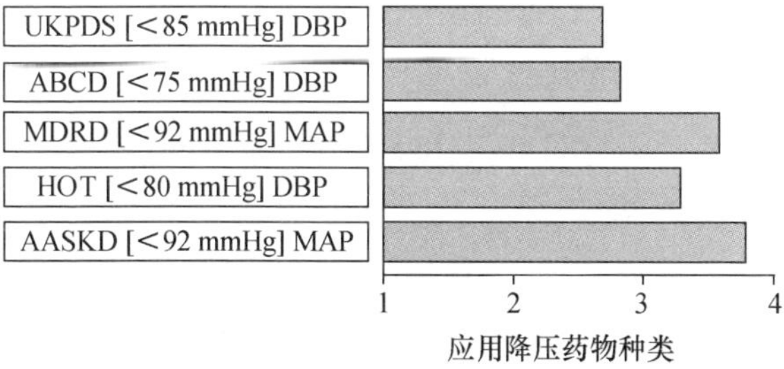

图 26.3　患者接受两种或多种降压药物进行强化目标血压控制的心血管和肾相关试验

UKPDS：英国前瞻性糖尿病研究（United Kingdom Prospective Diabetes Study）；ABCD：糖尿病患者的目标血压控制研究（Appropriate Blood Pressure Control in Diabetes trial）；MDRD：肾病膳食改良试验（Modification of Diet in Renal Disease Study）；HOT：高血压最佳治疗研究（Hypertension Optimal Treatment）；AASKD：非裔美国人肾疾病研究（African American Study in Kidney Disease）；MAP：平均动脉压（mean arterial pressure）；DBP：舒张压（diastolic blood pressure）

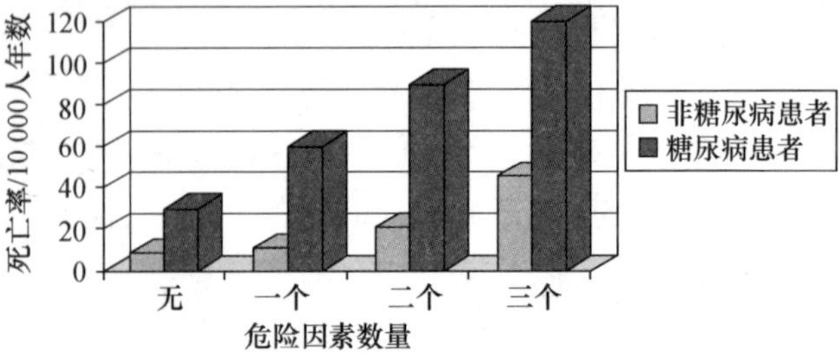

图 26.4 死亡率 /10 000 人年数

人年数：指观察人数乘以随访时间（年）的积

Adapted From: Stamler J, Vaccaro O, Neaton JD, Wentworth D. Diabetes, other risk factors, and 12-yr cardiovascular mortality for men screened in the Multiple Risk Factor Intervention Trial. Diabetes Care. 1993 Feb; 16(2): 434-44 with permission from the American Diabetes Association, © 1993.

摄入新鲜水果、蔬菜和低脂乳制品，定期运动，避免过量的乙醇摄入，以及戒烟。

然而，非药物治疗措施本身不能使所有患者的血压降低。如果非药物治疗 3 个月后血压仍未达到目标水平，则应进行药物治疗。此外，对所有血压高的患者来说，首先应慎重地调节生活方式，并同时进行药物治疗。

26.5.2 药物选择

关于各种药物对糖尿病性高血压患者的治疗效果相关研究汇总见表 26.2。

目前，有许多降压药物可供选用，但最初的选择取决于患者的并发症、耐药性以及是否为英国高血压学会（BHS）指南中列出的强制性适应证，或者正在使用的药物。有关糖尿病患者的高血压控制的研究结果有一个规律，即较好地控制血压意味着心血管疾病事件和死亡风险显著降低；同时，积极控制高血压可以降低微血管事件的风险，包括糖尿病患者终末期功能损害（终末期肾病、失明等），其治疗效果远比那些有相似的血压水平但没有糖尿病的患者明显。

表 26.2　糖尿病患者高血压的管理

试验	干预	相对风险		
		心血管疾病事件	总死亡率	微血管事件
ABCD	依那普利与尼索地平	0.43（0.25～0.73）	0.77（0.36～1.67）	无报告
ALLHAT	赖诺普利与氯噻酮	1.08（1.00～1.17）	1.02（0.91～1.13）	无报告
	赖诺普利与氨氯地平	1.06（0.98～1.15）	0.96（0.87～1.07）	无报告
CAPP	卡托普利与噻嗪类利尿药或 β 受体阻滞剂	0.59（0.38～0.91）	0.54（0.31～0.96）	无报告
FACET	福辛普利与氨氯地平	0.49（0.26～0.95）	0.81（0.22～3.02）	无报告
IDNT（三组）	厄贝沙坦与安慰剂	0.91（0.72～1.14）	0.92（0.69～1.23）	0.80（0.66～0.97）[§]
	氨氯地平与安慰剂	0.88（0.69～1.12）	0.88（0.66～1.19）	1.04（0.86～1.25）[§]
	厄贝沙坦与氨氯地平	1.03（0.81～1.31）	1.04（0.77～1.40）	0.77（0.63～0.93）[§]
INSIGH	硝苯地平控释片与硝苯地平	0.99（0.69～1.42）	0.75（0.52～1.09）	无报告
LIFE	氯沙坦和阿替洛尔	0.76（0.58～0.98）	0.06（0.02～0.10）	[#]
NORDIL 研究	地尔硫䓬与 β 受体阻滞剂或利尿药	1.01（0.66～1.53）	1.07（0.63～1.84）	无报告
STOP-2（三组）	钙通道阻滞剂、利尿药 受体阻滞剂	0.91（0.66～1.26）	0.79（0.54～1.14）	无报告
	ACE 抑制剂与利尿药或 β 受体阻滞剂	0.85（0.62～1.18）	0.88（0.62～1.26）	无报告

表 26.2 糖尿病患者高血压的管理（续）

试验	干预	相对风险		
		心血管疾病事件	总死亡率	微血管事件
	ACE 抑制剂和钙通道阻滞剂	0.94（0.67 ~ 1.32）‡	1.14（0.78 ~ 1.67）	无报告
UKPDS	卡托普利与阿替洛尔	1.29（0.92 ~ 1.81）	1.14（0.81 ~ 1.61）	1.29（0.80 ~ 2.10）

* 括号中的值是 95% 置信区间

ABCD：糖尿病患者的目标血压控制试验（Appropriate Blood Pressure Control in Diabetes Trial）

ACE：血管紧张素转化酶（angiotensin-converting enzyme）

ALLHAT：降压和降血脂治疗预防心肌梗死试验（Antihypertensive and Lipid-Lowering Treatment to Prevent Heart Attack Trial）

CAPP：卡托普利预防试验（Captopril Prevention Project）

FACET：福辛普利与氨氯地平心血管事件比较试验（Fosinopril versus Amlodipine Cardiovascular Events Trial）

IDNT：厄贝沙坦治疗糖尿病肾病临床试验（Irbesartan Diabetic Nephropathy Trial）

INSIGH：硝苯地平控释片国际降压研究（International Nifedipine GITS Study: Intervention as a Goal in Hypertension Treatment）

LIFE：氯沙坦减少高血压终点事件干预研究（Losartan Intervention for Endpoint Reduction in Hypertension）

NORDIL 研究：北欧地尔硫䓬研究（Nordic Diltiazem）研究

STOP-2：瑞典第二次老年高血压患者试验（Swedish Trial in Old Patients with Hypertension-2）

UKPDS：英国前瞻性糖尿病研究（United Kingdom Prospective Diabetes Study）.

‡ 与钙通道阻滞剂组相比，ACE 抑制剂组心肌梗死的风险为 0.51（CI，0.28 ~ 0.92）

§ 综合微血管终点：2 倍水平血清肌酐，加终末期肾病，加全因死亡率；单独一种事件与氨氯地平和安慰剂组相比，厄贝沙坦的血清肌酐浓度显著降低

\# 虽然风险比（HR）没有显示（$P = 0.002$），氯沙坦组微量白蛋白尿的风险较低

Adapted from: Vijan S, Hayward RA. Treatment of hypertension in type 2 diabetes mellitus: blood pressure goals, choice of agents, and setting priorities in diabetes care. Ann Intern Med. Apr 1 2003;138(7): 593-602.

应该积极控制糖尿病患者的血压水平。在 HOT 研究中，4 mmHg 的舒张压差异（85 mmHg 和 81 mmHg）可使糖尿

病患者的心血管事件风险降低 50%。与此相反，在 HOT 研究的参与者中，没有糖尿病的高血压患者并没有在治疗中获得任何益处。当前的证据表明，2 型糖尿病患者的舒张压目标应为 80 mmHg。目前正在进行的研究所建议的血压值更低。设定收缩压目标的证据不是很多，在 UKPDS 中，血压降低 10 mmHg（154 mmHg 对 144 mmHg），以及在 HOT 研究中，血压降低 4 mmHg（144 mmHg 对 140 mmHg），均使糖尿病相关的死亡率和心血管终点事件的发生率显著下降。

早期的指南建议，糖尿病患者的收缩压目标值为＜ 130 mmHg，因为研究表明，血压越低，临床结局越好。然而，最新的欧洲高血压学会（ESH）指南提出，没有研究表明收缩压＜ 130 mmHg 对糖尿病患者有益处。因此，目前的指南推荐，非糖尿病患者的收缩压与糖尿病患者的收缩压一样，＜ 140 mmHg 即可。

糖尿病患者初始降压药的选择很难精确限定。根据目前的研究数据，血管紧张素Ⅱ受体阻滞剂、噻嗪类利尿药、血管紧张素转化酶抑制剂（angiotensin-converting enzyme inhibitor，ACEI）虽然比利尿药昂贵（且目前一些血管紧张素转化酶抑制剂尚未获得专利），但都是合理的首选药物。但是，应避免使用高剂量的噻嗪类利尿药，因为增加此类药物的剂量并不会带来更好的降压效果，并且会使代谢性并发症发生率升高，如日趋严重的高血糖和血脂异常、低钾血症、高尿酸血症和高钙血症。

现有资料表明，血管紧张素受体阻滞剂可降低肾的不良结局的风险。LIFE 显示，在降低心血管事件发生率和死亡率方面，至少心电图检查表明对于存在左心室肥厚的患者，血管紧张素受体阻滞剂的疗效优于 β 受体阻滞剂。ACEI、利尿药和 β 受体阻滞剂比较的证据尚不充分。在 ALLHAT 中发现，对于多数心血管结局，利尿药的疗效与多数 ACEI 的疗效是相当的，而对心力衰竭的疗效优于 ACEI 的疗效。卡托普利预防试验（Captopril Prevention Project，CAPP）结果显示，ACEI 优于 β 受体阻滞剂和利尿药。UKPDS 和瑞典老年高血压患者研究 -2（Swedish Trial in Old Patients with Hypertension-2）的结果表明，ACEI 与 β 受体阻滞剂和利尿药同样有效。心脏结局预防评估研究（Heart Outcomes Prevention Evaluation，HOPE）表明，ACEI 可降低死亡率，且这一作用与降压作用无关。然而，在 ALLHAT 中，这一作用并不显著，提示有其他因素产生了影响。有限的证据表明，ACEI 对糖尿病患者可能有与血压水平无关的对肾的保护作用。在糖尿病和高血压患者中，还没有长期疗效试验来比较血管紧张素受体阻滞剂与 ACEI 的作用。早期关于肾的结局和血压控制等影响终点事件疗效的研究数据显示，上述两类药物作用相似，血管紧张素受体阻滞剂的耐受性可能稍好一些。

与安慰剂的对比试验显示，β 受体阻滞剂和钙通道阻滞剂的治疗是有效的，两者疗效相似。然而，资料显示（尽管不是很充分），对于有糖尿病和高血压的患者，利尿药、血管紧张素受体阻滞剂与 ACEI 的作用可能优于 β 受体阻滞剂和钙通道阻滞剂，推荐后两者为第二或第三线药物。β 受体阻滞剂安全、有效、价格低廉，中等剂量的不良反应相对较小。然而，在 UKPDS 研究中，与服用 ACEI 的患者相比，服用 β 受体阻滞剂的患者体重增加更明显且需要额外加用新的降糖药物的比率更高。但很少有研究显示 β 受体阻滞剂可增加低血糖或无症状低血糖风险。研究数据显示，在人群水平，钙通道阻滞剂降低卒中的作用强于其他药物，但在糖尿病患者中，这一结论并没有被明确证实。指南中还提出，对于糖尿病患者，应避免同时使用两种肾素血管紧张素阻滞剂。

虽然本章主要集中讨论 2 型糖尿病，但 1 型糖尿病患者的早期心血管疾病的风险更高。因此，应对其心血管疾病风险进行综合管理，原则上，从儿童时期开始进行终身的生活方式的改善，成年后进行血压和血脂的药物治疗。历时 10 年的匹兹堡研究对 1 型糖尿病患者的随访显示，血压、血脂及合并外周血管疾病或肾疾病是预测心血管疾病的重要危险因素。

治疗糖尿病患者的高血压可减少或延缓微量蛋白尿。然而，没有任何研究证明治疗高血压对糖尿病视网膜病变或神经病变的益处。

26.6　结论

全面的心血管疾病风险评估对降低糖尿病患者的心血管并发症的发病率非常重要。预防糖尿病患者的心血管疾病的临床试验证据主要基于单一危险因素干预研究。然而，来自丹麦的 Steno-2 研究提供了关于多因素干预方案对心血管益处的证据。该试验将 160 名伴有微量蛋白尿的 2 型糖尿病患者随机分为常规治疗组和多因素、目标定位的强化治疗组，并进行了 8 年随访。两组受试者均接受 ACEI 或血管紧张素受体阻滞剂的治疗。在强化治疗组，对 4 个危险因素逐一进行了阶梯式治疗：降低糖化血红蛋白（HbA1C）至＜ 6.5%（通过饮食、运动、二甲双胍、磺脲类药物和各种胰岛素制剂），降低血压至＜ 30 mmHg/80 mmHg（ACEI 或血管紧张素受体阻滞剂联合应用多种降压药物），降低空腹血清总胆固醇至＜ 175 mg/dl（他汀类药物），降低空腹血清三酰甘油至＜ 150 mg/dl（贝特类药物）。强化组所有患者不论是否存在冠心病或外周血管疾病，均接受阿司匹林治疗。主要终点事件是大血管结局，包括心血管疾病死亡、非致死性心肌梗死、冠状动脉搭桥术、经皮腔内冠状动脉成形术、非致死性脑卒中、因缺血截肢以及因外周动脉硬化接受血管外科手术。次要终点事件是微血管结局，包括糖尿病肾病的发生（24 h 尿白蛋白> 300 mg）或糖尿病视网膜病变或神经病变的发生。强化治疗组患者的心血管疾病（风险比，0.47；95% 置信区间，0.24 ～ 0.73）、肾病（风险比，0.39；95% 置信区间，0.17 ～ 0.87）、视网膜病变（风险比，0.42；95% 置信区间，0.21 ～ 0.86）、以及自主神经病变（风险比，0.37；95% 置信区间，0.18 ～ 0.79）的风险显著降低。Steno-2 研究并未限定临床医生处理数据的方法，提示注重实效的"终点事件证据法"在对高危型 2 型糖尿病患者疗效研究中是适用的。

为了筛选并发症，评估治疗目标和计划的有效性、全面性以及个性化的护理，糖尿病高血压患者必须定期复诊。高血压治疗必须结合血糖良好控制和糖尿病视网膜病变的治疗以及微量白蛋白尿 / 蛋白尿与勃起功能障碍等其他糖尿病并发症的治疗。大多数糖尿病患者需要循证用药，除了降压治疗，还需要应用阿司匹林、二甲双胍（2 型糖尿病）以及他汀类药物或降脂治疗。对所有心血管疾病危险因素的积极治疗对于降低糖尿病性高血压患者心血管疾病发病率和死亡率都很重要。

主要参考文献

American Diabetes Association. Standards of medical care in diabetes—2013. *Diabetes Care;* 2013;36 (suppl 1):S11–S66.

Bakris GL (2001). A practical approach to achieving recommended blood pressure goals in diabetic patients. *Archives of Internal Medicine;* 10–24 161(22): 2661–7. Review.

Bangalore S, Parkar S, Grossman E, *et al.* (2007). A meta-analysis of 94 492 patients with hypertension treated with beta blockers to determine the risk of new-onset diabetes mellitus. *American Journal of Cardiology*; 15 100(8): 1254–62.

British Cardiac Society; British Hypertension Society; Diabetes UK; HEART UK; Primary Care Cardiovascular Society; Stroke Association (2005). Joint British Societies' guidelines on prevention of cardiovascular disease in clinical practice. *Heart*; Dec; 91(Suppl 5): v1–52.

Epstein M, Sowers JR (1992). Diabetes mellitus and hypertension. *Hypertension*; May; 19(5): 403–18.

Estacio RO, Jeffers BW, Hiatt WR, *et al.* (1998). The effect of nisoldipine as compared with enalapril on cardiovascular outcomes in patients with non-insulin-dependent diabetes and hypertension. *New England Journal of Medicine*; 5 Mar; 338(10): 645–52.

James PA, Oparil S, Carter BL, *et al.* (2014). Evidence-Based Guideline for the Management of High Blood Pressure in Adults: Report From the Panel Members Appointed to the Eighth Joint National Committee (JNC 8) *Journal of the American Medical Association;* 311(5):507–20.

Hansson L, Zanchetti A, Carruthers G, *et al.* (1998). for the Hypertension Optimal Treatment (HOT) Study Group. Effects of intensive blood-pressure lowering and low-dose aspirin in patients with hypertension: principal results of the HOT randomised trial. *Lancet*; 351: 1755–62.

Hunsicker LG, Adler S, Caggiula A (1997). Predictors of the progression of renal disease in the Modification of Diet in Renal Disease Study, *Kidney International*; 51: 1908–19.

Lindholm LH (2000). The outcome of STOP-Hypertension-2 in relation to the 1999 WHO/ISH hypertension guidelines. *Blood Pressure Supplement*; 2: 21–4.

Lindholm LH, Ibsen H, Borch-Johnsen K, *et al.* (2002). Risk of new-onset diabetes in the Losartan Intervention For Endpoint reduction in hypertension study. *Journal of Hypertension*; Sep; 20(9): 1879–86.

Mogensen CE, Hansen KW, Pedersen MM, *et al.* (1991). Renal factors influencing blood pressure threshold and choice of treatment for hypertension in IDDM. *Diabetes Care*; Nov; 14(Suppl 4): 13–26.

Reboldi G, Gentile G, Angeli F, *et al.* (2011) Effects of intensive blood pressure reduction on myocardial infarction and stroke in diabetes: a meta-analysis in patients. *Journal of Hypertension*; 29:1253–69.

The ACCORD Study Group (2010). Effects of intensive blood-pressure control in type 2 diabetes mellitus. *New England Journal of Medicine*; 362:1575–85.

TheTask Force for the management of arterial hypertension of the European Society of Hypertension (ESH) and of the European Society of Cardiology (ESC) (2013). 2013 ESH/ESC Guidelines for the management of arterial hypertension. *Journal of Hypertension;* 31:1281–357.

United Kingdom Prospective Diabetes Study (UKPDS) Group (1998). Tight blood pressure control and risk of macrovascular and microvascular complications in type 2 diabetes: UKPDS 38. *British Medical Journal*; 317: 703–13.

Vijan S, Hayward RA (2003). Treatment of hypertension in type 2 diabetes mellitus: blood pressure goals, choice of agents, and setting priorities in diabetes care. *Annals of Internal Medicine;* 138(7): 593–602.

Wright JT, Jr, Bakris G, Greene T, *et al.* (2005). African American Study of Kidney Disease and Hypertension Study Group. Effect of blood pressure lowering and antihypertensive drug class on progression of hypertensive kidney disease: results from the AASK trial. *Journal of American Medical Association*; 20 Nov; 288(19): 2421–31. Erratum in: *JAMA*. 2006; 295(23): 2726.

专业词汇中英文对照

翻译 王 洋 王月飞 李 雪 孟凡谋 肖 宇

C- 型钠尿肽	C-type natriuretic peptides，CNP
Framingham 心脏研究	Framingham heart study
NYHA 心功能分级	Classification of Function Capacity of the New York Heart Association
β 受体阻滞剂	beta-receptor blocker，BB

A

盎格鲁-斯堪的那维亚心脏终点试验	Anglo-Scandinavian Cardiac Outcomes Trial，ASCOT
盎格鲁-斯堪的那维亚心脏终点事件试验的降压治疗部分	Anglo-Scandinavian Cardiovascular Outcomes Trial-Blood Pressure Lowering Arm，ASCOT-BPLA
奥马曲拉和依那普利治疗心血管疾病	Omapatrilat Cardiovascular Treatment versus Enalapril，OCTAVE
澳大利亚第二次国家高血压研究	Second Australian National Blood Pressure Study，ANBP-2

B

靶器官损害	target organ damage，TOD
白大衣高血压	white-coat hypertension，WCH
北欧地尔硫䓬研究	Nordic Diltiazem study，NORDIL study
北斯堪的那维亚依那普利生存协作研究	Cooperative North Scandinavian Enalapril Survival Study，CONSENSUS
伯明翰悖论	Birmingham paradox

C

持续气道正压通气	continuous positive airways pressure，CPAP

充血性心力衰竭应用美托洛尔随机干预试验	Metoprolol Randomized Intervention Trial in Congestive Heart Failure，MERIT-HF
传输动脉功能性终点	Conduit Artery Functional Endpoint，CAFE
磁共振成像	magnetic resonance imaging，MRI
磁共振血管造影术	magnetic resonance angiography，MRA
促肾上腺皮质激素	adrenocorticotropic hormone，ACTH

D

单胺氧化酶抑制剂	monoamine oxidase inhibitor，MAOI
第三次国家健康与营养调查	Third National Health and Nutrition Examination Survey，NHANES- Ⅲ
动态血压监测	ambulatory blood pressure monitoring，ABPM
多重危险因素干预试验	Multiple Risk Factors Interventional Trial，MRFIT

E

厄贝沙坦治疗 2 型糖尿病肾病临床试验	Irbesartan Diabetic Nephropathy Trial，IDNT
厄贝沙坦治疗 2 型糖尿病合并微量白蛋白尿患者研究	Irbesartan in Patients with Type 2 Diabetes and Microalbuminuria 2 trial，IRMA-2 trial

F

非甾体抗炎药	non-steroidal antiinflammatory drug，NSAID
风险比	hazard ratio，HR
福辛普利与氨氯地平心血管事件比较试验	Fosinopril versus Amlodipine Cardiovascular Events Trial，FACET

G

钙拮抗剂	calcium antagonist，CA

钙通道阻滞剂	calcium-channel blocker，CCB
高龄老人降压试验	Hypertension in the Very Elderly Trial，HYVET
高血压预防试验	Trial of Hypertension Prevention，TOHP
高血压预防与治疗研究	Prevention and Treatment of Hypertension Study，PATHS
高血压最佳治疗研究	Hypertension Optimal Treatment trial，HOT trial
梗阻型心肌病	obstructive cardiomyopathy，HOCM
关于钠和钾与血压关系的国际合作研究	International Cooperative Study on the Relation of Sodium and Potassium to Blood Pressure，INTERSALT
冠状动脉疾病	coronary artery disease，CAD
冠状动脉性心脏病	coronary heart disease，CHD
国际常规和微量营养素与血压的关系研究	International Study of Macro-and Micro-Nutrients and Blood Pressure，INTERMAP
国际高血压学会	International Society of Hypertension，ISH
国际心肌梗死生存研究 -1	International Study of Infarct Survival，ISIS-1
国际维拉帕米缓释片 / 群多普利研究	International Verapamil Trandolapril Study，INVEST
国家高血压教育计划妊娠期高血压工作小组	National High Blood Pressure Education Program Working Group on High Blood Pressure in Pregnancy，NHBPEP

J

基质金属蛋白酶	matrix metalloproteinase，MMP
基质金属蛋白酶的组织抑制剂	tissue inhibitor of the MMP，TIMP

急性心肌梗死	acute myocardial infarction，AMI
急性心肌梗死美托洛尔试验	Metoprolol in Acute Myocardial Infarction, MIAMI
计算机断层扫描	computed tomography，CT
家庭血压监测	home blood pressure monitoring，HBPM
甲胎蛋白	alpha-fetoprotein，AFP
降压和降脂预防心肌梗死试验	Antihypertensive and Lipid Lowering to prevent Heart Attack Trial，ALLHAT
降压治疗试验协作组	Blood Pressure Lowering Treatments Trialists' Collaboration，BPLTTC
经皮腔内血管成形术	Percutaneous transluminal angioplasty, PTRA
精氨酸加压素	arginine vasopressin，AVP
绝对风险降低	absolute risk reduction，ARR

K

卡托普利预防试验	Captopril Prevention Project，CAPP
卡维地洛和美托洛尔对高血压糖尿病患者血糖控制作用的比较研究	Glycaemic Effects in Diabetes Mellitus Carvedilol-Metoprolol Comparison in Hypertension，GEMINI
坎地沙坦降低心力衰竭死亡率与发病率的评估	Candesartan in Heart Reduction in Mortality and Morbidity，CHARM
坎地沙坦预防房颤复发研究	Candesartan in the Prevention of Relapsing Atrial Fibrillation，CAPRAF
坎地沙坦酯/氢氯噻嗪治疗高危2型糖尿病伴微量蛋白尿患者研究	Candesartan Cilexetil/Hydrochlorothiazide Treatment in High-risk Patients with Type 2 Diabetes Mellitus and Microalbuminuria, CHILI T2D
抗血栓试验协作组	Antithrombotic Trialists' Collaboration, ATTC

柯氏音	Korotkoff sound
可溶性环氧化物水解酶抑制剂	soluble epoxide hydrolase inhibitor, sEHI
喹那普利缺血事件研究	Quinapril Ischemic Event Trial，QUIET
控释维拉帕米与心血管系统终点事件的研究	Controlled Onset Verapamil Investigation of Cardiovascular Endpoints，CONVINCE

L

老龄人群认知功能障碍与预后研究	Cognition and Prognosis in the Elderly, SCOPE
老年人群非药物干预试验	Trial of Non-pharmacologic Interventions in the Elderly，TONE
老年人群收缩期高血压研究	Systolic Hypertension in the Elderly Program，SHEP
雷米普利对急性心肌梗死的疗效研究	Acute Infarction Ramipril efficiency Study，AIRES
联合委员会	Joint National Committee，JNC
螺内酯随机评估研究	Randomized aldactone Evaluation Study, RALES
氯吡格雷和厄贝沙坦预防心房纤颤患者心血管事件试验	Atrial Fibrillation Clopidogrel Trail with Irbesartan for Prevention of Vascular Events-I，ACTIVE-I
氯沙坦干预减少高血压终点事件研究	Losartan Intervention For Endpoints Reduction in Hypertension，LIFE
氯沙坦减少非胰岛素依赖型糖尿病终点事件研究	Reduction of Endpoints in NIDDM with the Angiotensin Ⅱ Antagonist Losartan, RENAAL
氯沙坦心力衰竭生存研究	Losartan Heart Failure Survival Study, ELITE Ⅱ

氯沙坦治疗心肌梗死最佳试验	Optimal Trial in Myocardial Infarction with the Angiotensin Ⅱ Antagonist Losartan，OPTIMAAL

M

（美国）食品及药物管理局	Food and Drug Administration，FDA
（美国）退伍军人管理局研究	Veterans Administration ？ Study
慢性肾疾病	chronic kidney disease，CKD
（美国）联合委员会有关高血压预防、监测、评估和治疗的第八次报告	Eighth Report of the Joint National Committee on the prevention，detection，evaluation，and treatment of high blood pressure，JNC-8
（美国）联合委员会关于高血压预防、监测、评估和治疗的第七次报告	Seventh Report of the Joint National Committee on the prevention，detection，evaluation，and treatment of high blood pressure，JNC-7
美国及欧洲高血压学会	American and European Societies of hypertension
弥散性血管内凝血	disseminated intravascular coagulation，DIC

N

钠尿肽受体激动剂	natriuretic peptide receptor agonist，NPRA
奈必洛尔干预对老年心力衰竭患者的结局与再住院的影响研究	Study of the Effects of Nebivolol Intervention on Outcomes and Rehospitalization in Seniors with Heart Failure，SENIORS
脑钠尿肽	brain natriuretic peptide，BNP
内在拟交感神经活性	intrinsic sympathomimetic activity，ISA

O

欧洲高血压学会	European Society of Hypertension，ESH

欧洲收缩期高血压研究	Systolic Hypertension Study in Europe，SYST-EUR
欧洲心血管疾病预防临床实践指南	European Guidelines on Cardiovascular Disease Prevention in Clinical Practice
欧洲心脏病学会	European Society of Cardiology，ESC

P

培哚普利减少稳定型冠心病患者心脏事件欧洲试验	European Trial on Reduction of Cardiac Events with Perindopril in Stable Coronary Artery Disease，EUROPA
培哚普利/吲达帕胺（百普乐）与格列齐特缓释片（达美康）预防糖尿病患者血管疾病的对照评估研究	Action in Diabetes and Vascular disease：Preterax and Diamicron MR controlled Evaluation study，ADVANCE study
培哚普利预防卒中复发研究	Perindopril Protection against Recurrent Stroke Study，PROGRESS
平均动脉压	mean arterial pressure，MAP

Q

前瞻性协作研究	Prospective Studies Collaboration
球状带增生	zona glomerulosa hyperplasia，ZGHP
全球应用链激酶和组织纤溶酶原激活物治疗闭塞冠状动脉研究	Global Utilization of Streptokinase and Tissue Plasminogen Activator for Occluded Coronary Arteries trial，GUSTO trial
醛固酮合酶抑制剂	Aldosterone synthase inhibitor，ASI
醛固酮受体拮抗剂	aldosterone receptor antagonist，ARA
缺血性心脏病	ischaemic heart disease，IHD
群多普利心脏评价研究	Trandolapril Cardiac Evaluation study，TRACE study

R

人绒毛膜促性腺激素	human chorionic gonadotrophin，hCG

妊娠诱导的高血压	pregnancy-induced hypertension，PIH
瑞典第一次老年高血压患者试验	first Swedish Trial in Old Patients with hypertension-1，STOP-1
瑞典第二次老年高血压患者试验	Swedish Trial in Old Patients with Hypertension-2，STOP-2

S

膳食控制高血压研究	Dietary Approaches to Stop Hypertension，DASH
社区动脉粥样硬化风险研究	Atherosclerosis Risk in the Communities study，ARIC study
肾动脉去交感神经消融术	renal denervation，RDN
肾动脉狭窄	renal artery stenosis，RAS
肾素-血管紧张素-醛固酮系统	renin-angiotensin-aldosterone system，RAAS
肾素-血管紧张素系统	renin-angiotensin system，RAS
肾小管上皮钠通道	renal tubular epithelial sodium-channel，ENaC
肾小球滤过率估计值	estimated glomerular filtration rate，eGFR
肾血管性高血压	renovascular hypertension，RVHT
肾血流阻力指数	renal resistive index，RI
世界卫生组织	World Health Organisation，WHO
收缩期高血压患者联合治疗避免心血管事件研究	avoiding cardiovascular events through combination therapy in patients living with systolic hypertension，ACCOMPLISH
收缩压	systolic blood pressure，SBP
舒张期室间隔厚度	interventricular septal thickness in diastole，IVSd
舒张压	diastolic blood pressures，DBP
数字减影血管造影术	digital subtraction angiogram，DSA

四步疗法	four-step cascade

T

糖尿病	diabetes mellitus，DM
体重指数	body mass index，BMI
糖尿病患者的目标血压控制研究	Appropriate Blood Pressure Control in Diabetes Trial，ABCD
糖皮质激素可抑制性醛固酮增多症	glucocorticoid remediable hyperaldosteronism，GRA
替米沙坦单用及与雷米普利联用的全局终点试验	Telmisartan Alone and in Combination with Ramipril Global Endpoint Trial，ONTARGET
替米沙坦用于治疗血管紧张素转化酶抑制剂不耐受心血管病患者的随机临床研究	Telmisartan Randomized Assessment Study in Angiotensin-Converting-Enzyme-Inhibitor Intolerant Subjects with Cardiovascular Disease，TRANSCEND
替米沙坦与依那普利在糖尿病中的应用研究	Diabetics Exposed to Telmisartan and enalapril study，DETAIL study

X

纤溶酶原激活物抑制剂	plasminogen activator inhibitor，PAI
需要治疗的人数	number needed to treat，NNT
硝苯地平控释片国际降压研究	International Nifedipine once-daily Study：Invention as a Goal in Hypertension Treatment，INSIGHT
缬沙坦抗高血压长期使用评估试验	Valsartan Antihypertensive Long-term Use Evaluation Trial，VALUE
缬沙坦急性心肌梗死试验	Valsartan in Acute Myocardial Infarction Trial，VALIANT
缬沙坦减少微量白蛋白尿研究	Microalbuminuria Reduction with Valsartan trial，MARVAL trial

缬沙坦用于心力衰竭的试验	Valsartan Heart Failure Trial，Val-HeFT
缬沙坦与氨氯地平对糖耐量异常高血压患者心血管疾病发病率和死亡率影响的比较研究	Comparison between Valsartan and Amlodipine regarding Cardiovascular Morbidity and Mortality in Hypertensive Patients with Glucose Intolerance，AGOYA-HEART study
心电图	electrocardiography，ECG
心房颤动	atrial fibrillation，AF
心房钠尿肽	atrial natriuretic peptides，ANP
心功能不全患者的比索洛尔研究 Ⅱ	Cardiac Insufficiency Bisoprolol Study Ⅱ，CIBIS- Ⅱ
心肌梗死	myocardial infarction，MI
心肌梗死溶栓试验 -2B	Thrombolysis in Myocardial Infraction，TIMI-2B
心室扩张生存试验	Survival and Ventricular Enlargement Trial，SAVE
心血管疾病	cardiovascular disease，CVD
心脏保护研究	Heart Protection Study
心脏结局预防评估研究	Heart Outcomes Prevention Evaluation Study，HOPE
辛伐他汀 / 依那普利冠状动脉粥样硬化研究	Simvastatin/Enalapril Coronary Atherosclerosis Trial，SCAT
信号平均 P 波时限	signal-averaged P-wave duration，PWD-P
血管紧张素 Ⅰ	angiotensin Ⅰ，Ang Ⅰ
血管紧张素 Ⅱ	angiotensin Ⅱ，Ang Ⅱ
血管紧张素受体阻滞剂	angiotensin receptor blocker，ARB
血管紧张素转化酶	angiotensin-converting enzyme，ACE
血管紧张素转化酶抑制剂	angiotensin-converting enzyme inhibitor，ACEI

血管紧张素转化酶抑制剂预防事件试验	Prevention of Events with Angiotensin-Converting Enzyme Inhibition，PEACE
血管内皮生长因子	vascular endothelial growth factor，VEGF
血管肽酶抑制剂	vasopeptidase inhibitor，VPI
血浆肾素活性	plasma renin activity，PRA
血栓预防试验	Thrombosis Prevention Trial，TPT
循证医学回顾	Cochrane review

Y

盐丢失综合征	salt-losing syndrome
依那普利逆转心室扩大的前瞻性随机研究	Prospective Randomized Enalapril Study Evaluating Regression of Ventricular Enlargement，PRESERVE
一氧化氮	nitric oxide，NO
医师健康研究	Physicians' Health Study
依普利酮治疗心肌梗死后心力衰竭的疗效和生存研究	Eplerenone Post-Acute Myocardial Infarction Heart Failure Efficacy and Survival Study，EPHESUS
胰岛素抵抗	insulin resistance，IR
胰岛素依赖型糖尿病	insulin dependent diabetes mellitus，IDDM
饮食控制终止高血压研究	Dietary Approaches to stop Hypertension study，DASH study
吲达帕胺 / 依那普利逆转左心室肥厚研究	LVH regression Indapamide Enalapril，LIVE
英国高血压学会	British Hypertension Society，BHS
英国高血压学会第四次报告	Fourth British Hypertension Society Report，BHS- Ⅳ
英国国家卫生与保健优化研究所	UK National institute of Health and Care Excellence，NICE

英国联合协会	joint UK Societies
英国前瞻性糖尿病研究	United Kingdom Prospective Diabetes Study，UKPDS
英国学会联合会	Joint British Societies，JBS
（英国）药品和健康产品管理局	Medicines and Healthcare Products Regulatory Agency，MHRA
（英国）医学研究理事会	Medical Research Council，MRC
应用 Symplicity 电极治疗难治性高血压试验	Symplicity HTN trial
预防心肌梗死早期重构试验 -1	Prevention of Myocardial Infarction Early Remodeling Trial，PREMIER-1
原发性醛固酮增多症	primary hyperaldosteronism，PHA
妊娠期高血压工作小组报告	Working Group Report on Hypertension in Pregnancy

Z

阵发性房颤	paroxysmal atrial fibrillation，PAF
中国收缩期高血压研究	Systolic Hypertension Study in China，SYST-CHINA
中性肽链内切酶	neutral endopeptidases，NEP
终末期肾疾病	end-stage renal disease，ESRD
总体冠状动脉风险评估	Systematic Coronary Risk Evaluation，SCORE
组织型纤溶酶原激活剂	tissue plasminogen activator，tPA
左室质量指数	LV mass index，LVMI
左心室肥厚	left ventricular hypertrophy，LVH
左心室功能不全研究	Studies of Left Ventricular Dysfunction，SOLVD
左心室舒张期内径	left ventricular internal diameter in diastole，LVIDd